VICHY

AU POINT DE VUE

DE L'HYGIÈNE ET DU TRAITEMENT

ou

NOTES MÉDICALES

MISES A LA PORTÉE DES GENS DU MONDE

Par M. le docteur C. GAUDIN

MÉDECIN CONSULTANT A VICHY

Médecin de la marine militaire, en retraite, chevalier
de la Légion-d'Honneur,
Auteur du Guide hygiénique et médical aux eaux thermales
alcalines de Sulazie (île de la Réunion);
du Guide hygiénique et médical à l'usage de MM. les capitaines
au long cours ;
du Carnet hygiénique et médical aux Eaux thermales
de Vichy.

VICHY

BOUGAREL FILS,
ÉDITEUR.

PARIS

J.-B. BAILLIÈRE, LIBRAIRE

RUE HAUTEFEUILLE, 19.

Dédié à la Société médicale de Bordeaux, qui a bien voulu m'agréer comme membre correspondant.

Dr *GAUDIN.*

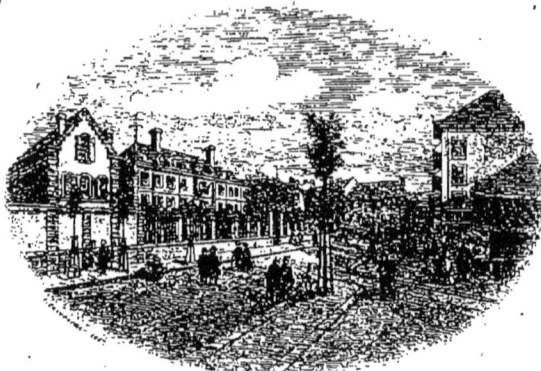

Hopital militaire de Vichy.

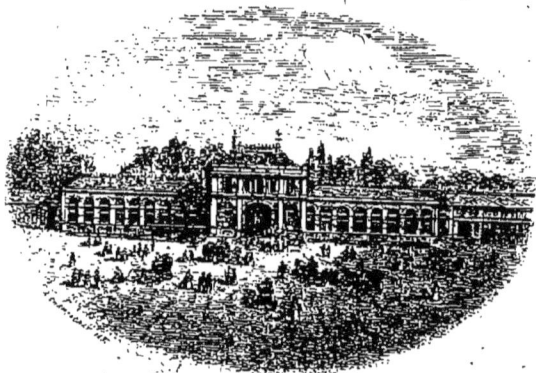

Gare de Vichy.

VICHY

AU POINT DE VUE

DE L'HYGIÈNE ET DU TRAITEMENT

OU

NOTES MÉDICALES

MISES A LA PORTÉE DES GENS DU MONDE

Par M. le Dʳ C. GAUDIN

MÉDECIN CONSULTANT A VICHY

Médecin de la marine militaire, en retraite, chevalier
de la Légion-d'Honneur.
Auteur du Guide hygiénique et médical aux eaux thermales
alcalines de Salazie (île de la Réunion);
du Guide hygiénique et médical à l'usage de MM. les
capitaines au long cours;
du Carnet hygiénique et médical aux Eaux minérales
de Vichy.

SPÉCIALITÉ DES MALADIES DES PAYS CHAUDS.

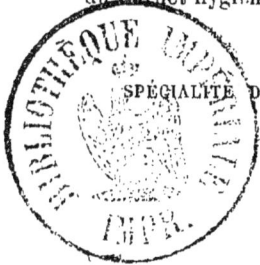

———

VICHY

BOUGAREL FILS, EDITEUR

Ouvrage orné de dix-huit lithographies et d'une carte des environs.

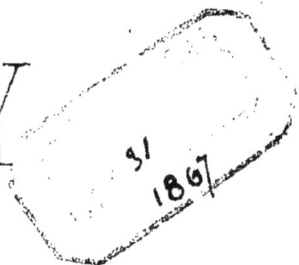

AVANT-PROPOS

—

Vulgariser les sciences pratiques, en ce qu'elles ont de plus saisissable pour les gens du monde, est une tendance de l'époque, à laquelle nous avons sacrifié dans ce petit ouvrage.

Ce n'est pas que nous pensions qu'il soit possible de faire une sorte de littérature médicale, susceptible de suppléer des études spéciales. Nous croyons seulement que des applications précises, déduites de l'observation et présentées en langage usuel, peuvent être de quelque utilité dans une station thermale, en ayant soin toutefois de les dégager de toute théorie et de les résumer sous forme de simples recommandations pratiques.

Les notes que nous offrons aux buveurs ont été rédigées dans ce sens, et, n'auraient-elles d'application, en dehors d'une intervention médicale toujours nécessaire, que comme memento d'une direction reçue. dont le détail peut échapper à la mémoire. que nous croirions encore avoir atteint notre but.

Ce guide a été divisé en trois parties.

La première comprend, comme introduction, une promenade aux sources. Elle en indique rapidement les caractères généraux et la signification relative.

La seconde fournit quelques notions définies, sur leurs actions communes et isolées, au point de vue de leurs applications thérapeutiques. (Ce chapitre s'adresse plus particulièrement aux confrères qui n'ont pas eu l'occasion d'expérimenter les eaux de Vichy).

Elle contient, en outre, la nomenclature détaillée des affections qu'elles guérissent ou modifient avantageusement, et la description des symptômes saillants qui les caractérisent.

Des considérations motivées, sur le choix d'une source, sur le mode de prendre les eaux, sur la durée logique d'une saison, les incidents possibles dans son cours, le régime pendant et après, etc.

Des indications spéciales, enfin, concernant les bains et les douches, comme moyens adjuvants.

Nous avons consacré la *troisième partie* à quelques excursions hygiéniques, et les avons fait suivre de renseignements divers, en rapport avec les besoins d'un baigneur.

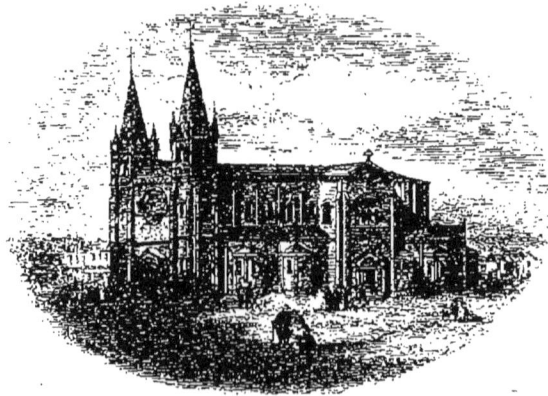

Nouvelle Église de Vichy.

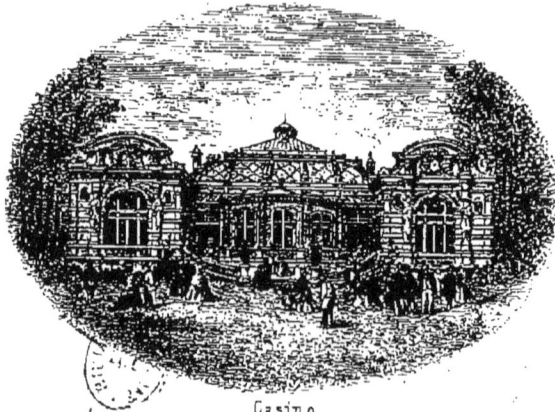

Casino.

INTRODUCTION

—

MADAME,

Voulez-vous accepter mon bras et faire une promenade du côté des sources, afin d'en étudier ensemble la physionomie topographique et médicale ?.....

Prenons la route des écoliers, si bon vous semble, ce sera pour votre cicerone la meilleure et la plus agréable, précisément parce qu'elle est la plus longue.

Je ne vous ferai pas l'historique de leur généalogie.

Il vous importe peu d'apprendre si elles sont d'origine romaine et remontent à Auguste ou à César.

Si Vichy leur doit son nom, suivant une étymologie gauloise wich et y, qui signifiaient vertu et eau, ou s'il dérive de vicus callidus, bourg chaud.

Vous n'êtes pas non plus desireuse de savoir par quelle succession d'événements elle a été traversée depuis le XIIe siècle, auquel remonte sa fontaine des trois cornets, jusqu'à sa transformation en place forte, 200 ans plus tard; depuis l'époque où elle fut pillée à diverses reprises dans les guerres de religion, jusqu'à la fin du XVIIe siècle où elle eut l'honneur d'être habitée par Mme de Sévigné, dont je vous montrerai le célèbre pavillon.

Que je vous dise seulement qu'elle eut en 1785 la visite de Mesdames de France, tantes de Louis XVI, qui peuvent être considérées comme les véritables fondatrices de ses thermes, et que Napoléon Ier leur fit une dotation pendant sa campagne de Russie, en prévision, sans doute, des rhumatismes qu'y contracteraient ses héroïques grognards.

Mais voici les Célestins. *Ces deux sources sont ainsi appelées à cause de l'ancien couvent de ce nom qui les domine et dont les ruines hideuses et sans cachet, déparent le paysage gracieux qui les environne. La plus employée n'a pas un rendement fort considérable, et c'est à peine si elle peut suffire aux besoins de ses nombreux buveurs ; cependant de nouveaux captages en ont, dit-on, augmenté le jaillissement de quelques centaines de litres par 24 heures.*

SOURCE DES CÉLESTINS

VIEILLE OU DE LA ROTONDE.

— Vous avez l'esprit observateur ?
— Oui, certes.
— Eh bien, je n'ai rien à vous dire sur les qualités de cette source.

La rondeur des abdomens qui en émaillent

les environs, l'âge en général de ceux qui les portent, leur mine réjouie, fleurie, épanouie, vous disent assez qu'elle est surtout fréquentée par de gros mangeurs.

Or si une digestion complaisante, presque toujours accompagnée d'une trop facile assimilation, hélas ! embellit les environs de la cinquantaine des avantages signalés, elle a aussi pour compensation le privilége triste d'engendrer la *gravelle* et la *goutte*, sa cousine germaine.

Tout n'est pas rose dans ce bas monde et dans le métier de..... gourmet.

Quant à ces autres buveurs à mine pâle et flétrie, que vous voyez péniblement se traîner à la buvette, et au lieu d'aller *promener leurs eaux*, (expression consacrée), revenir péniblement s'asseoir, en attendant que le temps d'un autre verre soit venu, ce sont les *diabétiques* avancés.

Ils se réunissent par petits groupes et se rendent mutuellement compte de leurs observations et de leurs analyses.

Ecoutez : celui-ci ne compte plus que dix grammes de sucre, après avoir été affligé de cinquante à son arrivée.

Aussi, n'était ce maudit pain de gluten qu'il

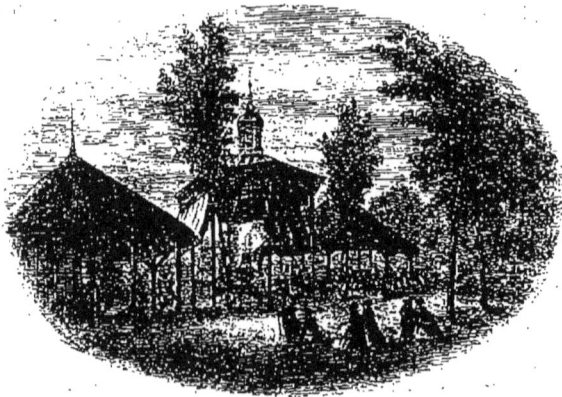

Source Lardy.

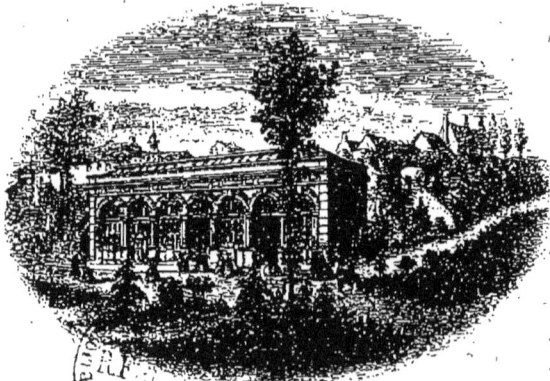

Source des Célestins.

abhorre, il serait dans un état de jubilation complète.

Il parle déjà de partir et de reprendre ses chères habitudes.

C'est ainsi que nous sommes tous, à commencer par les médecins, et cependant nous n'ignorons pas que dans presque toutes les affections, de la nature de celles qui conduisent à Vichy, surtout, le régime approprié et continué est un moyen adjuvant, quelquefois radical et toujours aussi logiquement indiqué, je vous le dis tout bas à l'oreille, que n'importe quelle médication.

Malheureusement, si l'esprit est prompt, l'estomac est faible, ce qui prouve bien que les proverbes sont la sagesse des baigneurs.

Cette source, très-attrayante à cause de sa température basse et de sa saveur piquante, due à l'acide carbonique qu'elle contient en grande quantité, est excessivement active et demande une grande prudence dans son emploi.

(Voir les tableaux indicatifs pour ses divers usages).

SOURCE LARDY

C'est un puits dont le forage a été poursuivi

jusqu'à 150 mètres et qui donne huit à neuf mille litres d'eau par 24 heures.

Cette source est l'une des plus ferrugineuses du plateau de Vichy.

Elle n'appartient pas à l'administration.

C'est une propriété particulière qui n'a pas voulu subir le joug des fermiers.

Elle n'en est pas moins bonne pour cela, et, n'en déplaise à quelques dénigrements maladroits, quoique intéressés, et peut-être pour ce motif, c'est un joyau précieux échappé à l'écrin spéculatif de la Société des sources.

Son propriétaire a eu l'heureuse idée de lui adjoindre des bains, l'année passée, et tout le monde bien pensant, c'est le monde des baigneurs que je désigne ainsi, s'est empressé d'applaudir à cette rivalité organisée, qui permet un choix plus facile des heures les plus convenables, et, peut-être, rendra plus supportable certains petits népotismes subalternes des établissements officiels.

Si vous ne me comprenez pas, tant pis pour vous, je ne veux pas trop m'exposer à des inondations de colères alcalines.

Mais n'ayez crainte, les mois de juillet et

d'août se chargeront des commentaires explica-
tifs, et cela à vos dépens. N'est-ce pas ainsi que
toute expérience s'acquiert dans la vie ?

La source *Lardy* s'emploie plus utilement
contre la diminution, la suppression et l'évolution douloureuse des menstrues, sans complication d'accidents nerveux, et dans l'anémie causée par les veilles prolongées, les influences
morales déprimantes, une nutrition insuffisante,
ou succédant aux fièvres intermittentes paludé-
ennes, à la dyssenterie, à des affections organiques anciennes, etc.

(Voir la deuxième partie pour des renseignements détaillés).

SOURCE DE L'HOPITAL

OU DE SAINTE ROSALIE.

Source naturelle qui alimente les bains et la
piscine de l'établissement de l'hôpital civil, et
dont le débit est considérable : 50 à 60 mille litres par 24 heures.

Il est à regretter qu'il faille monter à l'assaut
pour arriver au bassin qui collecte ses eaux.

Leur facile tolérance est attribuée à des substances végétales mucilagineuses, qu'elles tiendraient en suspension ; elles en tempèrent l'action et les rendent précieuses d'une manière absolue et comme succédanée des autres sources.

Elles s'emploient à de nombreux usages, précisément à cause de leur innocuité relative qui ne diminue en rien leur vertu médicatrice.

Elles sont surtout efficaces contre les troubles de la digestion, qu'ils soient essentiels, liés à une autre affection, ou qu'ils la compliquent.

Ainsi, dans les diverses formes de dyspepsie, avec symptômes irritatifs de la muqueuse gastrique surtout ; dans la *gastralgie*, l'*entéralgie*, dans la *jaunisse* chez des personnes débilitées, dont l'appétit est indolent, l'estomac susceptible, et dans la pluralité des cas d'exaltation nerveuse généralisée.

Elles suppléent avantageusement la *Grande Grille*, quand celle-ci est jugée trop active dans les maladies qui lui sont spécialement attribuées.

Mais nous voici dans le parc, l'ancien, celui qui a été mutilé par une Société anonyme de marchands de bric-à-brac.

Croiriez-vous, Madame, qu'il y a encore deux

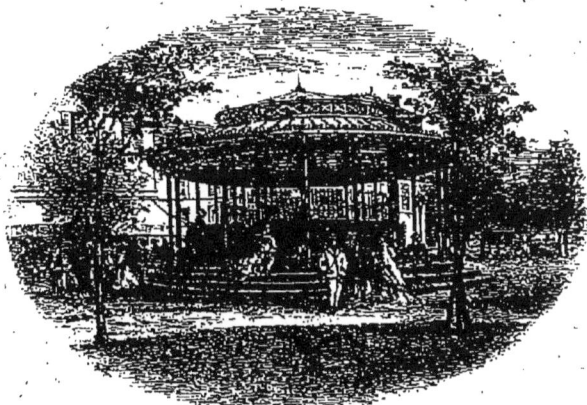

Source de l'Hopital.

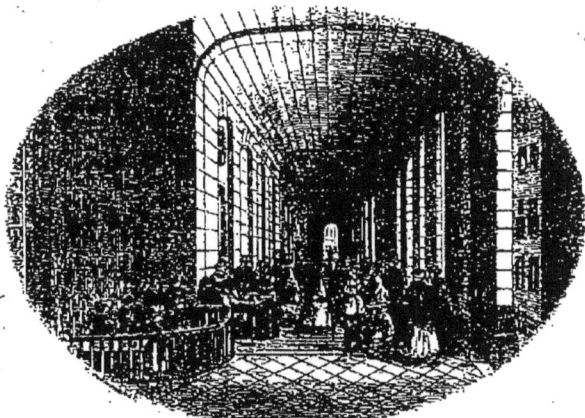

Source de la 6.ᵈᵉ Grille.

années, en lieu et place de ce bâtiment lourd
et disgracieux qui rompt si maladroitement la
perspective de cette belle promenade, un charmant oasis en complétait l'harmonie et lui servait d'horizon.

Les roses, en reines populaires, y formaient
des massifs embaumés, étalant pour tous leurs
corolles multicolores, et des bancs, disséminés
sous des ombrages de mélèzes, permettaient de
doux recueillement aux lectrices émues, ou servaient de boudoirs à d'aimables causeries.

Hélas ! les poétiques traditions s'envolent chaque jour au profit de la spéculation.

Depuis, une autre partie du parc a été clôturée de grilles et flanquée de quatre hideuses
boutiques en planches mal assemblées.

Elles obstruent la ventilation du côté des places *Rosalie* et *du Patito*, ne permettant tout au
moins la pénétration de l'air que par des trouées
insuffisantes pour son renouvellement rapide et
complet.

Or, le parc était, certes, humide déjà, et sa position encaissée entre deux rangs d'hôtels et le
vieux Casino en donne la raison.

Ce n'est donc pas seulement une mutilation

sacrilége, mais bien encore un attentat contre l'hygiène qui a été commis.

Aussi, en perspective des catarrhes, des angines, des rhumatismes auxquels, pour cause d'humidité, les baigneurs sont fatalement voués, espérons que la Compagnie, si luxueusement prévoyante de leurs besoins, s'empressera de créer une pharmacie à prix réduit, officielle ou contrôlée, à l'instar des carafes, des sels, des pastilles, du sucre d'orge, des tire-bouchons, des cigarres spéciaux et supérieurs, etc.

Pauvres belles allées de platanes odieusement encombrées, j'espérais qu'on respecterait l'harmonieuse perspective de votre colonnade séculaire ; mais non, ils ont même incarcéré quelques-uns de vos troncs entre de vulgaires planches peinturlurées et habillé les autres avec des affiches spéculatives.

En vérité, cela effraie pour l'avenir; car si cet envahissement continue dans la même progression que depuis deux années, en 1869 le parc sera transformé tout entier en un immense champ de foire ombragé.

Il n'y manquera plus rien que des acrobates et des saltimbanques à poste fixe, encore y manquera-t-il bien quelque chose ?

Mais ne sentez-vous pas, Madame, qu'il fait humide ici, continuons notre promenade, s'il vous plaît.

SOURCE DU PARC

Elle est peu hantée, quoique la Société thermale se soit mise en frais de coquetterie pour elle, en lui donnant un nouveau revêtement.

Sa situation est cependant des meilleures ; elle est là, tout près, à deux pas des promeneurs, et semble solliciter leur visite.

Mais c'est l'esprit humain qui le veut ainsi.....

Nous sommes toujours tentés d'aller chercher au loin le bonheur tout fait que Dieu a mis sous notre main.

Moi, qui ne nie pas le spiritisme, je me sens porté à croire que sa naïade aura été un peu trop mondaine, dans une vie antérieure, et qu'elle aura été condamnée à la solitude comme expiation du passé et acheminement à la perfection.

Ayez-en pitié quelquefois, Madame, et allez lui demander un verre d'eau, puisque vous êtes sujette à des digestions difficiles, sous l'influence de l'électricité atmosphérique.

Par un reste de velléité profane, elle se refuse quelquefois pour mieux se faire désirer.

C'est le seul défaut que je lui connaisse.

Des médecins qui ont la manie de tout définir en mots techniques, ont prétendu qu'elle était *intermittente*.

J'aurais préféré la qualification de capricieuse, elle eût été moins scientifique, mais plus vraie.

Quoi qu'il en soit, elle n'a pas de raison d'être coquette avec vous, et l'acide carbonique dont elle dispose en grande quantité vaut bien celui des autres sources.

Elle précipitera donc tout aussi facilement votre digestion, et vous aurez mis en pratique et sans péril, cette fois, une vertu chrétienne qui coûte souvent bien cher aux femmes, la charité.

GRANDE-GRILLE

Je te salue, Grande Grille, ainsi que la vieille patriarche qui dispense tes eaux salutaires.

Tu n'as pas la saveur et la température agréable des *Célestins*, mais tu es une source vertueuse ; tu guéris les maladies du foie, si souvent engendrées par les chagrins du cœur, les excès de travail, les préoccupations tristes et absorbantes.

Il est bien vrai que d'autres causes moins honorables les provoquent et les entretiennent souvent, mais je ne veux pas le savoir et je le nie, en te voyant si bien entourée.

Malgré son action révulsive à la peau, due à sa température élevée, cette source demande à être prise avec autant de prudence que celle des *Célestins*.

En cas de vertige se produisant de préférence chez les personnes phlétoriques, diminution des doses, suspension ou changement de source.

Celle de l'Hôpital se rapproche le plus de sa signification spéciale.

SOURCE MESDAMES

Le puits qui la fournit se trouve sur les bords du *Sichon*, entre *Cusset* et *Vichy*, à un kilomètre et demi environ de cette dernière ville. Ses eaux sont réunies dans un bassin auquel sont adaptés des conduits qui l'amènent dans la galerie-nord du grand établissement. Un peu moins ferrugineuse que la source *Lardy*,

elle présente à peu près les mêmes indications
d'emploi.

Puisque nous sommes convenus plus haut que
vous avez l'esprit observateur, regardez cette
jeune fille pâle et frêle qui descend lentement
l'ancienne galerie des tableaux, et tourne à
gauche, sans même jeter un regard furtif aux
toilettes qu'elle frôle en passant.

Elle a bien en tout de quinze à seize ans, et
si une expression de langueur est répandue dans
ses traits et dans sa démarche, si elle sourit
tristement, comme par complaisance, ce n'est
pas qu'un chagrin ait déjà jeté des reflets sur
son visage.

N'est-ce pas, mon enfant, que votre vieux
médecin vous a vainement prescrit le fer et le
quinquina ?

Vous avez bien fait, allez, de venir à Vichy.

Ses eaux valent mieux que les pilules de
Vallet et de *Blancard*, dont je ne veux pas mé-
dire pourtant, et d'ici à quinze jours, des
nuances rosées coloreront votre charmant visage;
la gaieté, ce petit oiseau gazouilleur, chantera
sur vos lèvres, et je sais des yeux pleins d'une
tendre sollicitude qui vous contempleront avec
bonheur; car, voyez-vous, mademoiselle, et cela

vous le saurez plus tard, la santé des enfants est aussi celle des mères.

Vous avez donc un double intérêt à bien suivre les recommandations de votre médecin.

SOURCE CHOMEL

Elle est placée, ainsi que vous le voyez, au milieu de la galerie-nord. Elle a la réputation d'être spécialement efficace contre les affections catharrales des premières voies aériennes, ainsi que dans l'asthme nerveux.

J'ai lu ou entendu dire par une autorité locale qu'elle guérissait nos bons amis les Anglais de leur spleen national, mais je n'en crois rien ; ils l'eussent achetée comme certains bons crûs du Bordelais.

SOURCE LUCAS

Vous ménerais-je voir cette source réputée pour les maladies de la peau, quoique l'analyse ne révèle pas en sa faveur une grande significa-tion spéciale.

Sans compliment banal, elle ne saurait vous intéresser personnellement, et puis vous n'en verriez que la place, marquée par une sorte de pierre tumulaire, la Compagnie l'ayant enterrée vivante, ou tout au moins condamnée à une réclusion perpétuelle, pour je ne sais quel délit de voisinage.

« On lui conseille d'en appeler, en invoquant un vice de formes, quoique le délai légal soit expiré.

Espérons que le jugement tout au moins un peu arbitraire qui l'a frappée, sera cassé en dernier ressort, et qu'elle aura les honneurs de la réhabilitation, jusqu'à présent refusés à la mémoire des innocents flétris et martyrs.

Mais voici une heure qui sonne ; permettez-moi, puisque vous m'avez accepté comme cicérone, de vous ramener sur le vieux parc, où vous entendrez l'orchestre du Maëstro Bernardin, toujours composé d'artistes de distinction.

DEUXIÈME PARTIE

—

Un mot sur les actions communes aux diverses
sources de Vichy.

Envisagées au point de vue de l'association de
leurs éléments, les sources de *Vichy* jouissent à
des degrés différents, de propriétés générales
qui leur sont communes.

Celles d'accélérer la circulation, comme effet
primitif, et de transmettre consécutivement au
sang leurs propriétés alcalines, qui modifient ses
tendances à s'acidifier pendant le cours d'une
maladie, ou corrigent cette disposition acquise;

D'exalter le système nerveux cérébral, dont l'impression exagérée se traduit par des vertiges, de l'agitation, de l'insomnie (etc) ;

De stimuler directement l'activité fonctionnelle de la muqueuse digestive ; de neutraliser l'excès d'acidité du suc gastrique ; de solliciter plus particulièrement les sécrétions du foie et du pancreas, d'ou résultent, comme conséquences prochaines, l'éveil de l'appétit, l'accomplissement louable de la digestion et une plus facile assimilation.

Ces eaux agissent, en outre, en exagérant la sécrétion des reins, dont elles rendent le produit alcalin ou neutre, quand elles sont prises à des quantités convenables.

Les malades ne manquent jamais de faire d'eux-mêmes la première observation et le papier de *Tournesol* leur rend compte de la seconde.

Leurs effets sudorifiques incontestables, provoquent d'autre part l'élimination de l'acide urique, ce que démontre le peu de fréquence, dans les pays chauds, des affections que son excès produit.

Elles ont enfin une action fondante et résolutive manifeste dans les engorgement organiques (ceux du foie et de l'uterus surtout), que les dépôts fibrino-albumineux les constituant, soient résorbés sous l'influence d'une activité nouvelle localement provoquée, que celle-ci obéisse à une action physiologique ou chimique, isolée ou combinée; qu'elle soit due à des réactions simples, ou à des phénomènes altérants et réparateurs.

Les bains, d'autre part, indépendamment des effets généraux auxquels ils concourent par l'absorption de la peau, exercent sur celle-ci une action excitante, qui provoque une large révulsion à sa surface ; ils activent ainsi la circulation capillaire et favorisent la sécrétion des glandes sudoripares.

Il résulte de ce qui précède, sans vouloir nier une coopération chimique évidente, (exclusion qui a donné naissance par une opposition aussi systématique, à la théorie de la diathèse alcaline), que la stimulation est le résultat essentiel des eaux minérales de *Vichy*. Or c'est celui qu'on recherche surtout, au début d'un traitement, dans le plus grand nombre des maladies chroniques, quand on a besoin d'une modification vitale, de mettre en jeu les affinités ou les solidarités de l'économie; toutes les fois qu'il y a stase sanguine et qu'on veut favoriser une résolution ; quand il importe de ranimer l'ensemble des fonctions organiques affaiblies ou deviées, pour leur rendre le rithme et la tonicité normale ; lorsqu'il s'agit enfin de favoriser le retour à un exercice régulier d'une sécrétion enrayée ou pervertie.

Cette stimulation, on le comprend, devra toujours être dirigée avec une prudence exempte de toute idée préconçue, mesurée et combinée suivant le plus ou le moins de chronicité d'une affection, ses causes, ses effets, l'état général, les individualités morbides.

On tiendra compte par conséquent, des constitutions, des habitudes, de l'âge, des influences morales, etc., de manière à ne pas outrepasser une action logique et relative, sans laquelle on provoquerait des troubles nerveux et des congestions vers les organes malades, plus susceptibles d'être impressionnés.

Aperçu sur les actions spéciales des différentes sources de Vichy.

Les effets signalés dans le paragraphe précédent, sont plus essentiellement dus à l'acide carbonique et à la soude qui composent les éléments prédominants des eaux minérales de *Vichy*.

Mais toutes les sources, quoiqu'à base alcaline et concourant à un même mode d'action physiologique, celui de la stimulation, dans une mesure plus ou moins active, n'ont pas en somme une composition tout-à-fait identique et des éléments de même nature en quantités uniformes non plus qu'une température égale. Elles ne sauraient partant, avoir des intentions thérapeutiques absolument semblables.

Il devra donc en résulter des nuances et des indications variées à observer, en raison des états spéciaux qui se présenteront, par rapport à l'affection en elle-même et à l'individu en particulier.

Ainsi, la source de *Chomel* 47° degrés, la *Grande-Grille* 42°, l'*Hôpital* 30°, *Lardy* 23°, *Mesdames* 17° et les *Célestins* 14°, possèdent des actions dissemblables inhérentes à leur seule température.

Si l'on compare maintenant les plus significatifs des principes acides et basiques contenus dans un litre d'eau, on voit, que le protoxyde de fer qui n'existe qu'à la quantité de 0,002 à la

Grande-Grille, ainsi qu'à l'*Hôpital*, aux *Célestins de la Rotonde* et au puits *Chomel*, se trouve à 0,012 chez *Mesdames*, à 0,013 au puits *Lardy* et à 0,020 à la source de la grotte des *Célestins*.

Or le fer, chacun le sait, est un des plus puissants reconstituants de la matière médicale.

Les trois dernières sources qui en sont le plus abondamment chargées conviendront donc plus spécialement dans l'*anémie*, la *chlorose*, la *cachexie paludéenne*, etc., et dans toutes les affections où il y a indication de reconstituer le sang.

Ajoutons, que les eaux ferrugineuses plus pourvues d'acide carbonique, qui vient puissamment en aide à leur digestion difficile, contiennent en outre une quantité double des autres, en acide arsénique, dont les effets altérants ne peuvent être contestés.

La source des CÉLESTINS *de la Rotonde*, l'une des plus riches en acide carbonique, dont l'action est stimulante et astringente à la fois, est la plus abondamment pourvue de bi-carbonate de soude.

Nous citons avec intention et par exception ce composé salin, parce que son existence ne

saurait être contestée, vu la prédominance de
ses éléments. Or, il agit surtout comme modifi-
cateur du sang et des sécrétions dévoyées.

Froide, d'autre part, et contenant moins de
protoxyde de fer que *Mesdames, Lardy* et les
Célestins de la grotte, cette source est plus particulièrement indiquée dans les maladies, où
l'économie sous l'influence d'une diathèse acide,
n'a pas besoin surtout d'être reconstituée, mais
bien d'être activement remuée, corrigée généralement, ou dans l'exercice d'un appareil
isolé : *gravelle, goutte, diabète,* etc.

La GRANDE GRILLE, la moins riche de toutes en
acide carbonique avec le puits CHOMEL et l'une
des moins minéralisées, est d'une activité incon-
testable dans les congestions passives et les engorgements viscéraux.

Son action résolutive ne saurait être attribuée,
dans sa spécialité, qu'à sa température élevée
qui, provoquant une révulsion à la peau, met en
jeu ses nombreuses solidarités.

Quant à la source de l'Hôpital, elle contient
une grande quantité de soude et de po-
tasse ; l'acide carbonique y est également en
notable proportion, quoique moindre qu'à *Mesdames* et à *Lardy*, mais elle est tiède et tient

en suspension des matières organiques mucilagineuses, deux conditions qui contribuent à la rendre plus facile à tolérer.

Aussi est-elle prescrite de préférence, dans la gastralgie, l'entéralgie, les complications nerveuses et toutes les fois que l'estomac est doué d'une vive impressionabilité ou quand il est le siége d'un peu de turgescence vasculaire.

Les sources de *Vichy* peuvent donc être isolément, dans leur emploi le plus habituel, l'objet d'applications diverses et raisonnées, au point de vue de leur composition relative.

Celles qu'on peut appeler similaires,les mêmes éléments essentiels y prédominant et leur température se rapprochant le plus,telles que la *Grande-Grille*, l'*Hôpital* et *Chomel*; les *Célestins de la Rotonde* et la *Source du* parc (quoique celle-ci moins riche en alcalins, s'en distingue par un peu plus d'acide sulfurique). *Mesdames, Lardy, Célestins de la Grotte,* pourront toujours être utilement suppléées, quand l'une des trois groupes établis répugnera aux malades et sera difficilement tolérée.

C'est sur ces données éclectiques, reposant tout à la fois sur les phénomènes généraux désignés dans le paragraphe précédent , sur les

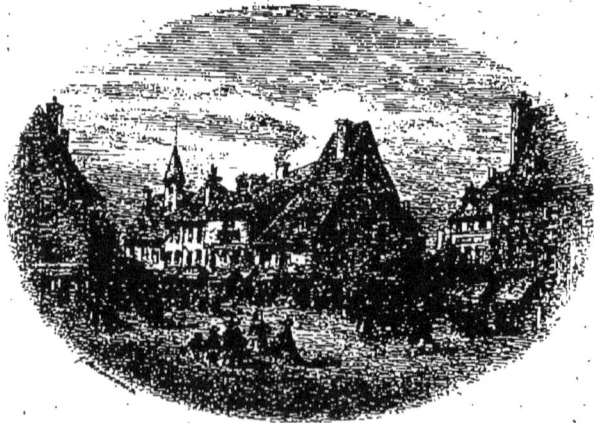

Place de Cusset.

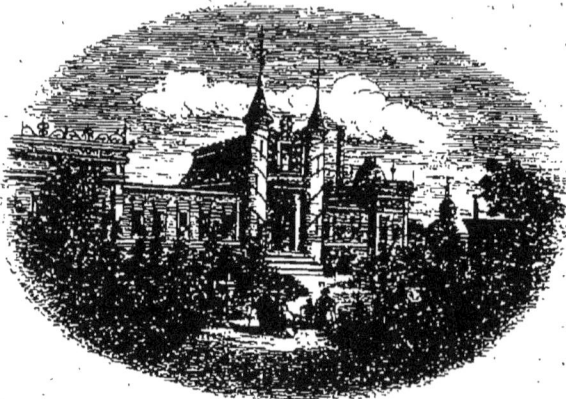

Etablissement thermal Ste Marie.

effets spéciaux des quelques éléments qui pré-
dominent et plus encore sur l'action combinée
de leur ensemble, dont *l'observation seule* peut
rendre un compte satisfaisant, que nous avons
établi les tableaux du chapitre qui suit.

Ils ne sauraient prévoir tous les états logiquement indiqués et les diverses complications susceptibles de se présenter, les malades comme les maladies n'ayant pas, du reste,
des individualités absolues ni des unités restreintes, mais au moins pourront-ils servir de
direction dans la majorité des cas.

Avant, nous ne pouvons nous dispenser de
mentionner en quelques mots la signification des
autres sources du plateau thermal dont l'étendue
est de huit kilomètres environ.

Elles complètent celles que possède la ville ;
ce sont : à *Cusset*, assez fréquenté depuis qu'il
possède un charmant établissement, les sources
Elisabeth, riches surtout en principes alcalins, et
celle de *Sainte--Marie* qui contient 0,024 de
protoxyde de fer par litre, quantité qui doit tout
au moins tranquilliser un peu la source de *Vals*
dans ses préoccupations et sa sollicitude désin-
téressées sur les dangers de la diathèse alcaline.

C'est d'autre part, à *Saint-Yorre*, la source de

ce nom. Elle est la plus froide, l'une des plus riches en acide carbonique et des moins altérables par le transport.

Ajoutons, qu'un peu plus chargée en protoxyde de fer que les sources se rapprochant le plus de sa signification, elle établit ainsi que d'*Hauterive*, une sorte de transition avec celles qui sont les plus pourvues de principes ferrugineux.

C'est enfin *Hauterive*, située sur la rive gauche de l'*Allier*, vis-à-vis *Saint-Yorre*, et qui est la principale aiguade d'exploitation extérieure de la Compagnie fermière.

Un peu moins froide que sa voisine, mais également chargée de soude et un peu plus riche en acide carbonique, prise à la source, elle peut lui être assimilée ainsi que *les Célestins*, pour les qualités de transport.

Le tableau qui suit démontre, en effet, qu'étant conservées, elles présentent des conditions infiniment meilleures d'intégrité relative que les sources de *l'Hôpital*, *de la Grande Grille et du puits Chomel*.

La thermalité élevée des deux dernières surtout, est la raison de leur plus facile altérabilité, sous l'influence nécessaire du refroidissement.

TABLEAU, d'après M. Bouquet, des altérations éprouvées par les
Eaux minérales transportées du plateau de Vichy.

DÉNOMINATION des sources.	Acide carboniq. à la source.	Acide carboniq. après transport.	Perte par le transport.
Grande-Grille	4 g 448	3 g 925	0 g 493
Puits Chomel	4 429	4 188	0 241
Source des Célestins	4 705	4 654	0 051
Source de l'Hôpital .	4 719	3 797	0 922
Puits Mesdames. . .	5 029	4 324	0 705
Puits d'Hauterive . .	5 640	5 113	0 527
Source Saint-Yorre .	4 957	4 904	0 053

Il résulte même, des chiffres ci-dessus, que c'est *Saint-Yorre* qui perd comparativement le moins d'acide carbonique par le transport. L'eau de cette source est par conséquent la moins susceptible de décomposition par l'abandon d'une partie de ses carbonates neutres.

Ajoutons à cette occasion que la dernière analyse du même chimiste, après un captage effectué par le propriétaire de cette source, a constaté une différence en plus de 0,119 d'acide carbonique.

Après avoir donné ce tableau, nous ne pouvons nous dispenser de fournir les deux suivants, relatifs à la composition générale des eaux alcalines du plateau et à la proportion des composés salins qui se forment hypothétiquement.

Ils serviront en outre de pièces justificatives aux indications rationnelles fournies plus haut.

TABLEAU *des divers principes acides et basiques contenus dans un litre.*

DÉNOMINATION des SOURCES.	Grande-Grille.	Hôpital.	Chomel.	Célestins de la Rotonde.	Célestins de la Grotte.	Lardy.	Mesdames.
Acide carbonique . .	4 g 418	4 g 719	4 g 429	4 g 705	4 g 647	5 g 499	5 g 029
— sulfurique . . .	0 164	0 164	0 164	0 164	0 177	0 177	0 141
— phosphorique .	0 070	0 025	0 038	0 050	traces.	0 044	traces.
— arsenique . . .	0 001	0 001	0 001	0 001	0 002	0 002	0 002
— borique	traces.	traces.	traces.	traces.	traces.	traces.	traces.
— chlorhydrique .	0 334	0 324	0 334	0 334	0 344	0 334	0 222
Silice	0 070	0 050	0 070	0 069	0 065	0 065	0 032
Protoxyde de fer . .	0 002	0 002	0 002	0 002	0 020	0 013	0 012
— de manganèse .	traces.	traces.	traces.	traces.	traces.	traces.	traces.
Chaux	0 169	0 222	0 166	0 180	0 272	0 276	0 235
Strontiane	0 002	0 003	0 002	0 003	0 003	0 003	0 002
Magnésie	0 097	0 084	0 108	0 105	0 177	0 076	0 136
Potasse	0 182	0 228	0 192	0 163	0 120	0 273	0 098
Soude	2 488	2 500	2 536	2 560	2 124	2 486	1 957
	7 997	8 302	8 042	8 327	7 951	9 248	7 866

TABLEAU *comprenant les quantités des divers composés salins hypothétiquement attribués à un litre d'eau minérale.*

DÉNOMINATION des SOURCES.	Grande-Grille.	Puits Chomel.	Hôpital.	Célestins de la Rotonde.	Célestins de la Grotte.	Source Lardy.	Puits de Mesdames.
Acide carbonique libre dissous	0 g 908	0 g 768	1 g 067	1 g 049	1 g 299	1 g 750	1 g 908
Bi-carbonate de soude	4 883	5 091	5 029	5 103	4 101	4 9 0	4 016
— de potasse. . . .	0 352	0 371	0 440	0 315	0 231	0 527	0 189
— de magnésie . .	0 303	0 338	0 200	0 328	0 554	0 238	0 425
— de strontiane . .	0 003	0 003	0 005	0 005	0 005	0 005	0 003
— de chaux	0 434	0 427	0 570	0 462	0 699	0 710	0 604
— de protoxyde de fer.	0 004	0 004	0 004	0 004	0 044	0 028	0 026
— de protoxyde de manganèse . . .	traces.	traces.	traces.	traces.	traces.	traces.	traces.
Sulfate de soude . .	0 291	0 291	0 291	0 291	0 314	0 314	0 250
Phosphate de soude.	0 131	0 070	0 046	0 091	traces.	0 081	traces.
Arséniate de soude .	0 002	0 002	0 002	0 002	0 003	0 003	0 003
Borate de soude . .	traces.	traces	traces.	traces.	traces.	traces.	traces.
Chlorure de sodium.	0 534	0 534	0 518	0 534	0 550	0 534	0 355
Silice.	0 070	0 070	0 050	0 060	0 065	0 065	0 032
Matière organique bitumineuse. . . .	traces.	traces.	traces.	traces.	traces.	traces.	traces.
	7 914	7 959	8 222	8 244	7 865	9 165	7 811

Maladies les plus susceptibles d'être guéries,
ou avantageusement modifiées par les diverses
sources isolément employées ou combinées. —
Quelques mots sur les symptômes les plus tranchés qui les font reconnaître. — Indications
générales et spéciales de traitement.

CÉLESTINS

VIEILLE, OU DE LA ROTONDE.

Source alcaline, 14°. (C'est la source dont l'abus, et
l'usage mal dirigé entraînent le plus d'accidents).

GRAVELLE ET GRAVIERS ROUGES (*acide urique*.
Ce sont des concrétions sous forme de poussière
ou de petits cristaux, qui se constituent dans les
reins et que, suivant leur quantité ou leur volume, on peut rendre avec ou sans douleur.

Ils sont faciles à reconnaître quand l'urine
s'est refroidie, ou immédiatement après la
mixtion.

Les bords du vase sont enduits d'un espèce de
sédiment briqueté et adhérent, ou son fond présente de petits points rouges de la grosseur d'un

grain de sable, qui, vus au microscope, accusent des formes parfaitement déterminées. Quand ils sont plus volumineux, ce sont des graviers.

COLIQUE NÉPHRÉTIQUE. Elle se produit si les graviers en question offrent trop de volume pour traverser librement les urétères, ou si plusieurs petits graviers, d'un diamètre inférieur à ces conduits, se présentent en même temps.

« Douleur sourde et progressive, souvent précédée et toujours accompagnée de malaise général, ou invasion brusque et violente s'étendant de la région des reins dans l'aine et jusque dans la cuisse.

Nausées, vomissements, sueurs froides, petitesse du pouls, agitation extrême, délire et syncope quelquefois.

Cessation brusque de tous les symptômes douloureux, due à l'expulsion du corps étranger. »

En cas de sensibilité habituelle du côté des reins et de coliques néphrétiques faciles à éveiller, alterner avec la source de l'Hôpital.

CATARRHE DE LA VESSIE. Sous l'influence de calculs et de rétrécissements du canal de l'urètre, sans engorgement de la prostate. comme point de départ et comme complication, ou déterminé par les habitudes professionnelles sé-

dentaires, l'habitation dans un lieu humide, etc.,
et survenu spontanément chez les vieillards.

« Sensation de pesanteur incommode à l'hypo-
gastre et au périnée. Un peu de ténesme vésical,
(envie plus fréquente d'uriner). émission d'urine
peu abondante à la fois. Elle est un peu moins
limpide qu'à l'état normal et contient des mucosités en suspension. Celles-ci se précipitent
au fond du vase qui les reçoit, après refroidissement du liquide, dans lequel elles flottent d'a-
bord. »

*En cas d'exagération des symptômes indiqués.
diminuer les quantités d'eau prescrite, les suspendre complétement ou les couper.*

GOUTTE AIGUE RÉGULIÈRE. Maladie très-connue
parmi la classe aisée des pays tempérés, et dont
les symptômes n'ont pas besoin d'être indiqués.

Très-rare dans les pays chauds, où la secré-
tion acide de la peau est fortement activée ; le
régime y étant, du reste, moins azoté et la pro-
duction d'acide urique moins abondante comme
conséquence nécessaire.

Ne commencer le traitement qu'entre les crises, à une époque éloignée de la dernière et de
celle à venir, dans la mesure d'une prévision
autorisée.

GOUTTE CHRONIQUE ou indolente, relativement du moins, plus particulièrement caractérisée par la déformation des articulations envahies et affectant de préférence les mains.

Dans les formes aiguës ou chroniques, aux *Célestins* employées à doses modérées, pourront être associées :

La source de l'Hôpital. quand une vive susceptibilité des voies digestives ou des prédispositions aux congestions cérébrales existeront.

Lhardy ou Mesdames, dans les cas de débilité constitutionnelle ou d'affaiblissement consécutif prononcé.

En cas de rétrocession ou de disposition œdemateuse, nous croyons prudent de s'abstenir dans les deux formes de goutte.

DIABETE *sucré ou glycosurie.* « Dans la grande majorité des cas, la sécrétion de l'urine est exagérée ; elle est incolore ou très-peu foncée en jaune clair, peu odorante et d'un goût sucré, presque toujours. Sa pesanteur spécifique est plus considérable qu'à l'état normal.

La bouche est sèche, la soif ardente ; la salive, acide au début, devient sucrée plus tard ; les gencives se ramollissent à la longue et finissent par déchausser les dents qu'elles protégent.

3

L'appétit développé, mais irrégulièrement
d'abord, ne tarde guère à devenir insatiable.

La peau, sèche, rugueuse, est peu sensible;
ses fonctions d'exhalation et de sécrétion sont
perverties, etc. »

Cette affection sera traitée par les eaux alcalines, à son début, autant que possible, tout au
moins avant que ne se déclarent des troubles du
côté de la circulation ; que la fétidité prononcée
de l'haleine, la diarrhée, un état excessif de faiblesse et l'infiltration des membres inférieurs ne
se soient produits.

DYSPEPSIE ATONIQUE. « Sans accidents nerveux ;
accompagnant les convalescences longues, sous
la dépendance d'un état général ou liée à des
influences morales déprimantes, telles que le
chagrin, et caractérisée surtout par la lenteur et
la difficulté des digestions, par un sentiment gé.
néral de malaise et de tension localisés à l'estomac. »

*En cas de difficile tolérance des Célestins, elles
seront suppléées par la Grande Grille.*

*A cette dernière, il sera d'indication d'adjoin-
dre la source Lhardy, pour les femmes, dans l'immense majorité des cas.*

DYSPEPSIE FLATULENTE *stomacale et intestinale*

simples. — Cette affection très-commune et généralement négligée, peut se présenter dans les mêmes circonstances que la forme précédente, mais elle est due le plus souvent au genre habituel d'alimentation ; à l'usage exclusif, par exemple, de mets susceptibles de développer du gaz, tels que les légumes secs, les pâtisseries, les pâtes, les fécules, etc.

Elle peut également être provoquée par une mauvaise denture qui nuit à la première élaboration des aliments ; à la compression exagérée du corset ; à une existence trop sédentaire produisant l'inertie des organes digestifs.

« Elle se caractérise plus particulièrement par la formation d'une quantité considérable de gaz qui provoquent une sensation de pesanteur et d'empâtement dans la région épigastrique, par des éructations fréquentes, de la dypsnée, des palpitations, etc.

Ces phénomènes s'accompagnent quelquefois de ballonnemeut du ventre, de borborygmes et de coliques.

Les derniers troubles peu fréquents, lorsque le siége de l'affection est à l'estomac, deviennent prédominants et se présentent même seuls d'ha-

bitude, quand c'est l'intestin qu'ils ont pour
point de départ exclusif.»

La Grande Grille et l'Hôpital suppléeront avan-
tageusement la source des Célestins, pour répondre
à des susceptibilités individuelles, quelques dys-
pepsiques ne pouvant supporter des boissons froi-
des et vice-versa.

CÉLESTINS DE LA GROTTE

Source alcaline, ferrugineuse et arsenicale.

Fièvres intermittentes tenaces, à types différents
ayant résisté au sulfate de quinine, et aux anti-
périodiques succédanés.

Dans les cas de complication d'engorgements du
foie et de la rate, fréquents quand elles ont été
contractées dans les pays chauds, adjoindre la
Grande Grille,

L'Hôpital sera d'indication comme association,
quand des symptômes de susceptibilité gastrique
et intestinale se seront produits.

MALADIES CHRONIQUES de la peau (voir page 52).

APPAUVRISSEMENT GÉNÉRAL, atteignant les constitutions énergiques trop adonnées aux satis-

factions sensuelles ou épuisées par un travail excessif du cabinet et qui ont besoin à la fois d'excitation et *de réparation*.

HOPITAL

Source alcaline 31°.

ETAT NERVEUX, NÉVROPATHIE GÉNÉRALE, VA-PEURS. Lorsque l'agacement général, l'irritabilité du caractère, le détachement apparent des liens de famille et d'affection, l'exaltation morale ou la prostration au contraire, qui forment le cachet de cette maladie réelle, quoique longtemps niée, se compliquent d'inappétence, de perversion du goût, d'amaigrissement.

*Si elle existe sous la dépendance de la chlorose et de l'anémie. ou en est le point de départ, on associera à la source de l'*HOPITAL, *les eaux de* MESDAMES *ou de* LARDY.

GASTRALGIE CHRONIQUE OU DYSPEPSIE DOULOU-REUSE. Provoquée par les excès de veilles et de fatigues, ou par des habitudes trop sédentaires; par une mauvaise hygiène, des influences morales vives et continuées et tous actes ou sensations qui retentissent fortement vers le centre gastrique.

« Douleur de genre variable siégeant toujours à l'épigastre, mais s'étendant quelquefois. Rarement continues, elles se déclarent surtout après les repas, lorsque la digestion s'accomplit et se dissipent lorsqu'elle est terminée.

Nausées fréquentes, vomissements rares le matin, ou après l'ingestion des aliments, dispositions à la mélancolie, inaptitude au travail. »

Dans la Gastralgie symptomatique, c'est-à-dire liée à une autre affection, aménorrhée, dysménorrhée, etc., MESDAMES *et* LARDY *seront favorablement associées à l'*HOPITAL,

On sera souvent contraint dans ces derniers cas, de mélanger l'eau minérale avec des infusions de tilleul, de gentiane, de camomille, etc, parties égales.

DYSPEPSIE ACIDE. Caractérisée par un sentiment d'ardeur âcre, qui de l'estomac se propage à l'œsophage et jusque dans l'arrière bouche; par des renvois aigres, nauséeux, imprégnés de l'odeur viciée des alimens ingérés et quelquefois par des vomissements d'une acidité caractéristique.

C'est la forme la plus commune des pays chauds, c'est aussi celle qui atteint plus spécialement les personnes qui font un usage habituel de liquides alcooliques, ou celles encore, dont la profession est de les déguster, marchands de vins, d'eaux-de-vie, courtiers, etc.

On sera souvent contraint de couper l'eau minérale avec une boisson émolliente, ou légèrement aromatique.

JAUNISSE (ICTÈRE) *avec dérangement notable des voies digestives*, sans causes appréciables, ou succédant à une impression morale, vive et brusque.

ANÉMIE. Compliquée d'accidents nerveux et consécutive à des hémorrhagies fréquentes.

Concuremment avec la source MESDAMES *pour les femmes surtout, qui supportent toujours mieux le fer que les hommes*, et dont le sang, sous l'empire des mêmes causes, s'appauvrit plus vite de ce principe constituant.

GRAVELLE URIQUE, avec sensibilité habituelle du coté des reins ou à des époques rapprochées de coliques néphrétiques.

CATARRHE VÉSICAL chonique. Avec sécrétion abondante de mucosités et engorgement de la prostate.

(Pour les emplois secondairement indiqués, parcourir les autres tableaux.)

GRANDE-GRILLE

Source alcaline, 42°.

Jaunisse (ictère) simple. Occasionnée par un trouble nerveux des conduits biliaires, qui met obstacle à l'écoulement de la bile ou qui en suspend la sécrétion.

« *Sans troubles fortement accusés du côté des voies digestives et de l'innervation.* »

Congestion simple du foie (hypérémie) des pays tempérés, avec ou sans gonflement sensible de l'organe et sans anémie caractérisée.

Hypérémie des pays chauds, avec hypertrophie presque toujours, et complication d'anémie le plus souvent.

Association de la source Mesdames.

Hépatite chronique. Quand la douleur caractéristique de l'hypocondre, sourde et gravative, s'est sensiblement modifiée et a été remplacée par un sentiment de gêne et de pesanteur peu susceptible d'exacerbation.

Toujours accompagnée d'un développement anormal du foie et de quelques troubles digestifs.

En cas d'exagération de ceux-ci, on aura re-cours à la source de L'HOPITAL.

AUGMENTATION DE VOLUME (hypertrophie) du tissu granuleux du foie, sans congestion ni dé-pôts sanguins, propre aux constitutions lympha-tiques, à la suite d'un séjour prolongé dans les pays chauds.

HYPERTROPHIE INDOLENTE *ou grasse du foie,* produite par l'accumulation du tissu adipeux dans les cellules hépatiques. Affecte spéciale-ment les personnes adonnées à une nourriture succulente, aux boissons alcooliques et dont la vie est sédentaire.

Succède assez souvent à l'hypérémie et à l'hé-patite chronique des régions inter-tropicales.

HYPERTROPHIE DE LA RATE. Contractée dans les parages marécageux, précédée ou non de fièvre intermittente (*association des Célestins, source de la Grotte*).

COLIQUES HÉPATIQUES, provoquées par des gra-viers et des calculs biliaires, sans dérangement persistant des voies digestives et à une époque assez éloignée d'une attaque.

Avec complication d'anémie et d'aménorrhée consécutive, ce qui se présente assez fréquemment chez les jeunes femmes, on adjoindra MESDAMES *ou* LARDY *à la* GRANDE GRILLE.

Il en sera de même quand cette maladie aura été contractée dans les pays chauds, où elle est presque toujours due à un état spasmodique des conduits biliaires.

GRAVELLE ET CONGESTION du foie co-existant.

CÉLESTINS *associés à la* GRANDE GRILLE.

ENGORGEMENT *de l'utérus, des ganglions mésentériques* et formation de tumeurs adipeuses récentes dans les parois abdominales.

LARDY

Source alcaline et ferrugineuse, 23°

ANÉMIE DES FEMMES DU MONDE, causée par les veilles, les habitudes sédentaires, le manque d'exercice en plein air, les souffrances morales prolongées, etc., et caractérisées par une faiblesse générale, le dégoût des aliments, des accidents gastralgiques, des palpitations, des névralgies diverses, des écoulements menstruels d'une rareté ou d'une abondance inusitées.

ANÉMIE *consécutive* à une maladie longue,

ayant nécessité des évacuations de sang abondantes ou une diète longtemps poursuivie.

ANÉMIE causée et entretenue par des maladies infectieuses et organiques anciennes, telles que la fièvre intermittente paludéenne, la dyssenterie, les engorgements chroniques du foie, de l'estomac, de l'utérus, etc.

AMÉNORRHÉE (*Diminution notable ou suppression complète du flux menstruel*), due à un état chlorotique ou succédant à une affection grave, ayant provoqué des phénomènes d'anémie, sans complications d'accidents nerveux ou de troubles digestifs prononcés.

Ces deux circonstances existant, associer MESDAMES *ou* L'HOPITAL, *à* LARDY.

DYSMÉNORRHÉE. Difficulté dans la menstruation provoquée par un trouble fonctionnel, sans congestion utérine exagérée ni accidents hystériques caractérisés.

Elle peut se produire avec une abondance habituelle, comme être sensiblement amoindrie, mais elle est toujours accompagnée de douleurs vives à son début et pendant sa durée.

MÉNORRHAGIE. Exagération du flux menstruel chez des femmes en bonne santé apparente, mais affaiblies, atonifiées, et chez des jeunes filles chlorotiques.

CHLOROSE succédant à plusieurs grossesses successives, chez les jeunes femmes et sous diverses influences à l'âge de la maturité.

STÉRILITÉ dépendant d'un état chlorotique.— Quelques femmes, buvant d'une manière habituelle à cette source, éprouvent des vertiges, de la céphalalgie frontale, une sorte de sentiment d'ivresse. Quand ces sensations ne s'émoussent pas au bout d'un certain nombre de jours, il faut renoncer à cette eau et la remplacer par la source *Mesdames* qui est moins chargée d'acide carbonique.

MESDAMES

Source alcaline et ferrugineuse, 47°.

SUPPRESSION, DIMINUTION et DIFFICULTÉ douloureuse des menstrues, accompagnées d'accidents nerveux prononcés.

PALES COULEURS (CHLOROSE) à l'époque de la puberté, et à un âge plus avancé chez les personnes débilitées et très impressionnables.

« Teinte blafarde ou jaune pâle, à demi transparente de la face et de toute la peau.

Décoloration des lèvres, nuance bleuâtre de la conjonctive, expression languissante du regard.

Céphalalgie presque continue, douleurs névralgiques errantes, rarement localisées.

Troubles fréquents de la digestion, perversion du goût, quelquefois, préférence marquée pour les condimens et les acides surtout.

Des accidents du côté de la circulation peuvent également se présenter ; palpitations, petitesse, accélération ou molesse du pouls, bruit particulier de souffle perçu sur le trajet des grosses artères.

Retard, diminution ou suppression du flux menstruel et coïncidence assez fréquente de la *Leucorrhée* avec les derniers accidents. »

Quand la chlorose s'accompagne de fortes palpitations, couper l'eau avec une infusion de fleurs d'orange.

Lorsque ce sont des troubles sensibles du côté de l'estomac et des intestins qui se présentent, association de la source de l'Hôpital.

LEUCORRHÉE (*flueurs blanches*) liée à un état chlorotique, ou ancienne et idiopathique, précé-

dant la menstruation et lui succédant ; compliquée d'accidents nerveux du côté de l'estomac,
de langueur générale, d'irritabillité, de mollesse
des tissus et d'amaigrissement.

Adjonction de la source de *l'Hôpital.*

CHLOROSE des sœurs de charité.

CONGESTION CHRONIQUE du foie et de la rate,
compliquée d'anémie.

Concurremment avec la Grande-Grille.

DISPEPSIE ATONIQUE. Due à l'appauvrissement
du sang, à la suite de maladies graves, et longues, ayant laissé une vive susceptibilité de l'estomac.

HYSTERIE. Plus particulièrement chez les jeunes filles douées d'un tempérament lymphatique
et à l'époque de la puberté.

Chez ces dernières, ainsi que chez les jeunes
femmes, quand l'affection est liée à l'aménorrhée
et à la dysménorrhée, et alors que des attaques
coïncident avec l'évolution en apparence normale
du produit menstruel, ou qu'elles lui succè-
dent.

En cas de digestion pénible des eaux de *Mesdames,* recourir à la source *Lardy* plus riche en
acide carbonique.

SOURCE CHOMEL

44° degrés.

BRONCHITE SIMPLE et RÉCENTE contractée sur les lieux. Cette source peut être considérée sous ce rapport accidentel, comme succédanée de toutes les autres, à cause de sa température élevée et de sa moindre quantité de principes minéralisateurs.

BRONCHORRÉE CHRONIQUE, ou bronchite avec excrétion abondante de mucosités.

ASTHME nerveux et humide.

DIARRHÉE, ancienne, intermittente, éveillée sous l'empire des causes les plus simples, succédant le plus souvent à la dyssenterie, ou liée à une irritation chronique de l'intestin grêle.

MALADIES CHRONIQUES DE LA PEAU

QUI MOTIVENT PLUS SPÉCIALEMENT L'EMPLOI DES
ALCALINS.

Elles ne figurent pas dans les tableaux qui précèdent, parce qu'on ne peut pas dire d'une manière absolue, qu'une source plutôt qu'une autre, leur soit plus particulièrement applicable.

C'est, en effet, une action essentiellement alcaline qu'on vient chercher à leur intention, et telle est la base de toutes nos sources.

Leur choix ne sera cependant pas toujours indifférent, quant aux circonstances spéciales et individuelles qui pourront se présenter.

En général, ce sera la source de l'*Hôpital* qui conviendra le mieux de toutes, parce que son action est la moins excitante, et qu'elle s'accompagne le plus fréquemment d'un léger effet laxatif.

Mais, en raison d'un état de chronicité ancienne, de l'unité ou des complications de la maladie, de répugnances accusées, d'une constitntion saine ou délabrée, les *Célestins, la Grande-Grille, Mesdames, Lardy, Chomel, la Source du Parc*, pourront être logiquement prescrites, iso·lément ou combinés avec l'Hôpital.

Les douches leur viendront presque toujours efficacement en aide, surtout dans les cas de chronicité invétérée, alors qu'il est indiqué de modifier plus activement la vitalité de l'enveloppe cutanée.

Celles qui se guérissent ou se modifient le plus avantageusement sont les suivantes :

L'URTICAIRE *chronique*, que le moindre frottement provoque ou reproduit chez les personnes dont la peau est douée d'une grande sensibilité, ou qui se déclare d'une manière habituelle sous l'influence de certains aliments (mollusques, crustacés, salaisons).

« Plaques en relief, de formes irrégulières et diversement colorées, depuis le rose tendre, jusqu'au rouge le plus foncé, ou d'une teinte uniformément pâle, exagérant même la nuance naturelle de la peau du corps, ou circonscrites par un cercle rougeâtre, à bords résistants, et toujours accompagnées de vives démangeaisons. »

Lotions et bains. A l'intérieur, source de *l'Hô-pital* de préférence, à cause de son action laxa-tixe. En cas d'insuffisance, sous ce dernier rap-port, on lui viendra en aide avec un verre d'eau de sedlitz, le matin à jeun, trois fois par se-maine.

Cette affection venant à se reproduire avec une intermittence caractérisée, on aurait re-cours à la source des Célestins (de la grotte·, qui contient une grande quantité relative de carbo-nate de fer et d'arséniate de soude.

L'ECZEMA *chronique* sous ses diverses formes, en cas de récidive et de ténacité.

« Petites vésicules agglomérées sur des surfa-ces colorées en rouge, tuméfiées, ramollies, suintant une sérosité roussâtre plus ou moins abondante, d'une odeur quelquefois nauséa-bonde et conservant son état liquide, ou se con-crétant en squammes jaunâtres faciles à déta-cher, tantot adhérentes au contraire. Prurit prononcé. »

Bains et douches tièdes prolongées.

LE PRURIGO bénin ou ancien, de la vulve sur-tout.

« Papules ou petites proéminences pleines, conservant la couleur de la peau ou légèrement teintées en rouge. Variables de volume, isolées ou réunies en groupes, elles présentent à leur sommet un point noirâtre, qui n'est autre chose qu'un peu de sang coagulé. »

« Démangeaison excessive, insupportable, surtout quand la maladie envahit les parties sexuelles. »

Eau à l'intérieur, bains à température élevée 35 à 36 degrés, ayant pour intention secondaire de diminuer les démangeaisons. Lotions plusieurs fois répétées dans les 24 heures.

Lichen *chronique*. Eruption limitée et confluente de petites papules dures, uniformément incolores, plus perceptibles au toucher qu'à l'œil, produisant à la longue l'épaississement de la peau.

Prurit moindre que dans les affections précédentes.

Lotions et bains prolongés.

Psoriasis à forme légère, et dès son début ne présentant pas de forme aiguë le plus souvent.

« Plaques saillantes, en relief, irrégulières, recouvertes de squames rugueuses, sèches, adhérentes, d'une blancheur et d'un brillant nacrés se détachant avec difficulté, laissant une empreinte rougeâtre et se reproduisant bientôt. »

Eau à l'intérieur, en douches et en bains.

Pytyriasis *capitis*. Desquammation du cuir chevelu, sous forme farineuse, ou de petites pellicules blanchâtres, minces, légères, se reproduisant aussitôt après leur chûte.

Traitement *ut supra*. Il en sera de même des autres formes de pytyriasis, caractérisées par des plaques rouges ou jaunâtres qui sont le siége d'une exfoliation épidermique furfuracée et se produisent de préférence au col et à la poitrine.

Cancroïde. Lotions, bains, boissons, douches froides précédées de sudation.

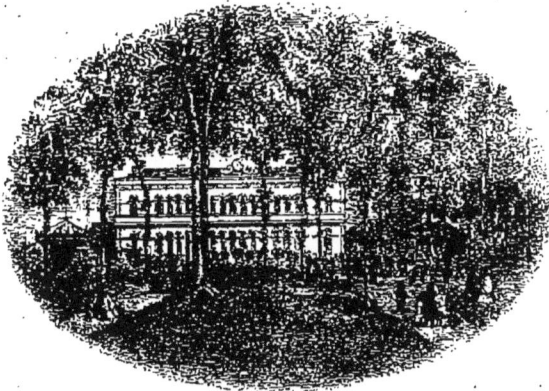

Etablissement Thermal.

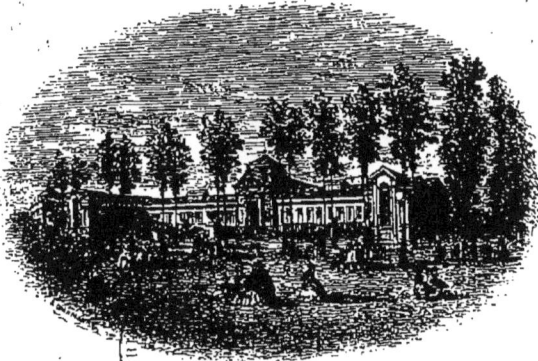

Nouvol Etablissement thermal.

TABLEAU

récapitulatif des affections les plus susceptibles
d'être guéries ou avantageusement modifiées
par les diverses sources.

(Pour leur association et les particularités qui en modifient
l'emploi, voir les détails circonstanciés qui précèdent).

SOURCE DES CÉLESTINS

DE LA ROTONDE.

Gravelle et graviers d'acide urique (rouges).

Catarrhe de la vessie, sans engorgement de la
prostate.

Goutte aiguë régulière. Entre les crises.

Goutte chronique   Idem.

Diabète sucré ou *glycosurie*. Avant que ne se
déclarent des troubles organiques graves.

Dyspepsie atonique. Sans vive susceptibilité
de l'estomac.

Dyspepsie flatulente stomacale et intestinale
simples.

SOURCE DE L'HOPITAL

Etat nerveux, (nevro-pathie générale, vapeurs) avec troubles digestifs.

Gastralgie chronique (Dyspepsie nerveuse).

Dyspepsie acide des pays chauds et tempérés.

Jaunisse ictère, avec dérangement des voies digestives.

Anémie compliquée d'accidents nerveux.

Maladies chroniques de la peau, sans complications.

SOURCE DE LA GRANDE-GRILLE

Ictère simple.

Congestion du foie (hypérémie) des pays tempérés et des pays chauds.

Hépatite chronique.

Hypertrophie du tissu granuleux du foie.

Hypertrophie indolente, ou grasse du foie.

Hypertrophie de la rate.

Coliques hépatiques, sans dérangement persistant des voies digestives.

Gravelle et congestion du foie coëxistant.

Engorgement de l'utérus et des ganglions mésentériques.

SOURCE DE LARDY

Anémie des femmes du monde.

Anémie consécutive à des maladies.

Anémie causée et entretenue par des affections
infectieuses.

Aménorrhée, sans accidents hystérisques caractérisés.

Ménorrhagie atonique.

Chlorose sous diverses influences chez les
jeunes femmes, et à l'époque de la maturité.

Stérilité, dépendant d'un état chlorotique.

SOURCE DE MESDAMES

Pâles couleurs (chlorose) à l'époque de la puberté.

Leucorrhée (flueurs blanches) compliquée
d'accidents nerveux.

Chlorose des sœurs de charité.

Congestion chronique du foie et de la rate, compliquée d'anémie chez les femmes surtout.

Dyspepsie atonique consécutive à des maladies longues, avec susceptibilité de l'estomac.

Hystérie, à l'époque de la puberté, ou consécutive à l'aménorrhée.

SOURCE DES CÉLESTINS DE LA GROTTE

Fièvres intermittentes tenaces, à types différents.

Appauvrissement général par usure prématurée sous l'influence d'abus et d'excès.

Maladies chroniques de la peau (anciennes) compliquées d'anémie consécutive, sans dérangement des organes de la digestion.

SOURCE DE CHOMEL

Bronchite simple, récente.

Bronchorrée chronique ou bronchite avec excrétion abondante de mucosités.

Asthme humide et nerveux.

Régime pendant le traitement, en rapport avec les maladies et la signification thérapeutique des sources.

—

Quoique les diverses sources du plateau de *Vichy* n'aient pas des spécialités restreintes au point d'être exlusives, qu'elles puissent être en conséquence isolément applicables à plusieurs genres de maladies, il existe cependant un régime en quelque sorte approprié à chacune d'elles, eu égard du moins à la nature des affections qu'elles guérissent ou modifient le plus avantageusement.

Il peut essentiellement différer quoiqu'il en soit, par rapport aux constitutions, à l'ancienneté, aux complications d'un même état morbide, celui-ci dans sa complexité étant susceptible d'ailleurs, de nécessiter en même temps l'emploi de plusieurs sources de composition différente.

Quelques applications nous serviront de commentaires et de démonstration pratique.

Le *Grande-Grille*, spécialement efficace dans les maladies chroniques simples du foie, hypéremies, engorgements, calculs, demande, dans

les cas les plus habituels, un régime léger qui
vient logiquement en aide à son mode d'action
désobstruante, fondante et révulsive.

Mais si des troubles organiques ou fonction-
nels de cet organe ont produit une anémie consécutive, ou qu'elle existe comme coïncidence, un
régime tonique et substantiel, (viandes rôties et
grillées, amers, vins généreux, etc.), deviendront
nécessairement indiqués, en même temps que
Lardy et *Mesdames* seront adjointes à la *Grande-
Grille*, en raison de leur conposition spéciale
reconstituante.

Précisons davantage. Soit une maladie dépen-
dante d'un autre appareil, compliquant celles
que nous avons prises pour types, la gravelle
urique, par exemple.

(Les fonctions digestives s'exercent assez bien
et l'état général est bon).

Nous reviendrons alors au régime léger déjà
prescrit dans la maladie première et isolée,
c'est-à-dire sans complication d'anémie ; ici,
par un double motif, une alimentation fortement azotée étant l'une des causes les plus
fréquentes des affections calculeuses des reins, et
nous adjoindrons à la *Gande-Grille* la source
des *Célestins de la Rotonde*, comme modifica-

trice de la diathèse acide et plus activement et directement agissante sur l'appareil urinaire.

Des troubles digestifs accusés existent-ils, sous l'empire d'une congestion accidentelle, ou d'une perversion de la sécrétion biliaire ? aux mêmes indications du côté du régime, nous adjoindrons la source de l'*Hopital* qui est douée d'une grande tolérance relative.

De l'ensemble de ce qui précéde, il résulte que dans ses applications les plus habituelles c'est le régime léger qui convient à la *Grande-Grille* isolement employée ou combinée avec d'autres sources.

Celles de *Lardy* et de *Mesdames*, qu'on prescrit le plus logiquement dans la chlorose, l'aménorrhée, l'anémie essentielle ou symptomatique, le lymphatisme, etc., parce que, en dehors du bi-carbonate de soude, (l'unique sel, dont l'existence, nous l'avons dit plus haut ne puisse être contestée), elles contiennent du fer, du maganèse et de l'acide arsénique, demandent dans la majorité des cas, un régime tonique réparateur, qui agit dans une intention rationnelle avec ceux de leurs principes qui en ont motivé le choix.

Cependant des phénomènes hystériques, des complications du coté du tube intestinal, des susceptibilités, des idyosyncrasies même, exigent quelque fois un régime léger, lacté, ou féculent.

La source de l'*Hôpital*, opposée aux affections anciennes et plus spécialement nerveuses de l'estomac et des intestins, motive bien en général un régime légèrement tonique, mais vu le nombre considérable des accidents qui peuvent atteindre les organes digestifs, ou troubler leurs fonctions, eu égard à la variété des formes, aux phénomènes disparates et imprévus qui sont susceptibles de se produire directement, ou sous le coup d'un retentissement, le régime, on le comprend, pourra devenir très variable.

La *source des Célestins* comme la *Grande-Grille*, demande dans la majorité de ses applications un régime presque exclusivement végétal et féculent, non-seulement parce qu'il est indiqué dans les affections qu'on y traite en général, mais aussi comme agent modérateur d'une stimulation active, directement exercée et dont l'action concentrée sur les organes profonds, est plus susceptible de les congestionner, sous l'influence d'une température basse, qu'une source chaude dont les effets réagissent du centre à la périphérie.

Ce régime, nécessaire dans le catarrhe vésical et dans la gravelle urique comme dans le rhumatisme et la goutte, qui atteignent de préférence les constitutions fortes, phlétoriques, pré-disposées aux congestions viscérales, n'a plus de raison d'être et serait illogique, quand il s'agit de stimuler et de modifier généralement un organisme dont les fonctions vitales essentielles sont perverties, comme dans le *diabète*.

C'est au contraire un régime tonique et même stimulant dans un sage mesure, qui convient alors.

En résumant cet aperçu, nous voyons encore que les diffférentes sources, dans un grand nombre de cas, sont susceptibles de se compléter et de se suppléer suivant les circonstances.

Que de son coté le régime, le plus souvent indiqué par leur significations isolées, devra quelquefois être modifié en raison de l'expression saillante et des complications d'une maladie.

Dans tous les cas, il sera dirigé avec unité d'intention, s'il n'a d'autre but que de seconder l'action spéciale d'une source, dans un état morbide restreint et localisé, dans un engorgement simple du foie, par exemple.

Comme palliatif, quand il aura pour indication première, de tempérer une action trop énergique, ainsi que dans la plupart des affections qui motivent l'emploi des *Célestins*.

Comme correctif et adjuvant lorsqu'il s'adressera principalement à des complications ou à des effets consécutifs, ainsi, dans l'anémie succédant à des maladies chroniques, dans la cachexie paludéenne, etc.

Terminons ce chapitre par une observation de détail, en proscrivant absolument et dans toutes les affections qui conduisent à Vichy, la crême fraîche que l'on sert habituellement dans les hôtels.

Introduite dans l'estomac, elle forme de l'acide lactique, lequel s'empare d'une partie des principes alcalins et forme des lactates, qui ne sont pas conséquents avec l'intention du traitement.

On mangera au contraire impunément et même avec avantage, les fruits murs contenant des acides, ceux-ci se transformant en bi-carbonates, sous l'influence de la digestion.

Régime et hygiène après le traitement.

Pendant qu'on a pris les eaux, le régime n'a pas été difficile, à l'appétit exagéré qu'elles développent d'abord, succédant une sorte de satiété ; les hôteliers quelque peu hygiénistes, ne servant d'autre part, aucun condiment contre-indiqué, et la multiplicité des plats offerts permettant un choix facile de ceux qui conviennent.

Mais une fois rendu chez lui, le baigneur se trouve livré aux inspirations du caprice, or la bouche en est pleine vers l'âge mur ; il s'aban- donne donc à l'attrait stimulant d'une cuisine nouvelle ou regrettée, et d'autant plus volontiers, que les besoins de l'estomac se sont éveillés avec activité sous l'influence des phénomènes de sé- dation.

C'est alors, cependant, qu'une régime bien ordonné est surtout indispensable, si l'on ne craint de perdre une partie des avantages retirés du traitement et si l'on veut en poursuivre les effets salutaires.

— Il est évident, Monsieur, que si vous recom- mencez l'usage habituel des gibiers que vous ne tuez pas à la chasse, lièvres, perdreaux, etc., des cotelettes, des beefteacks saignants et de tous autres aliments fortement azotés ; que si vous buvez largement du bourgogne sans eau, ou tout autre vin capiteux ; que si, cloué sur un fauteuil par une digestion laborieuse et la paresse physique

qu'elle occasionne, vous ne prenez aucun exercice, les attaques de goutte, les crises néphrétiques, toutes les infirmités dépendantes d'un excès
de nutrition et d'une dépense organique à peu
près nulle, ne tarderont pas à se reproduire.

Voyez plutôt les paysans dont la vie est généralement sobre et toujours active surtout, ont-
ils à déplorer ces sortes de maladies, *goutte*,
cystite catarrhale etc. dont les classes riches et
sédentaires sont la proie fatale?

— Et vous, Madame, qui étiez atteinte de
dyspepsie gastralgique et avez obtenu d'excel-
lents résultats de votre séjour à *Vichy*, étrei-
gnez-vous un peu moins dans votre corset, qui
s'il amincit encore votre taille, gâte l'harmonie
de vos formes et gêne la grâce de vos mouve-
ments.

Et puis croyez-moi, ne lisez plus avec une
avidité fébrile, pendant les soirées, longues il
est vrai, que votre mari passe au club.

Vous vous exaltez ainsi l'imagination, et vivez
d'une existence factice, troublée, aux dépens de
de la vie organique.

Quant à vous, Madame, qui venez à *Vichy* pour
vous alléger d'une prédominance de charmes
muris par le soleil levant de la cinquantaine,

croyez bien, malgré les théories risquées et les expériences illusoires de quelques collègues sur des tissus privés de vie, que vous viendrez vainement y chercher *la diminution du tissu musculaire et la saponification de la graisse.*

Les eaux alcalines qui, vous le savez, excitent d'abord l'appétit, auquel on n'a pas toujours l'énergie de résister (on n'est pas parfait) agissent toujours sur les tempéraments disposés à l'obésité, en stimulant l'assimilation, pendant et après leur usage, ce qui produit des effets diamétralement opposés à ceux que vous ambitionnez.

Notre constitution est toujours notre ennemie naturelle, et nos appétits, nos habitudes en sont les résultantes ordinaires.

Il faut donc étudier l'une, réprimer et corriger les autres.

C'est la vraie science de la santé, voire de la coquetterie.

Après cela, voulez-vous réellement maigrir et sans altérer votre santé ?

(On ne saurait croire combien de femmes au déclin de la jeunesse et encore jolies, viennent à *Vichy* dans cette seule intention, et combien en partent avec plus d'ampleur, hélas).

Eh bien, Madame, si vous voulez m'en croire,

restez chez vous tout d'abord : il y a un âge où
les absences sont souvent fâcheuses d'ailleurs, et
suivez avec une continuité énergique les conseils suivants :

« Abstention de toute espèce de patisserie et
autres mets féculents, sagou, tapioka, macaroni,
semoule, arow-root, vermicelle et pâtes de ce
genre ; de pommes de terre, de riz, de haricots
secs, de lentilles, de purées, de crêmes, de châ-
taignes , qui se transforment d'abord en glycose et qui, avec le sucre et les corps gras
(beurre , huiles), sont les éléments du tissu
cellulaire, autrement dit de la graisse.

Faites usage de viandes rôties ou grillées,
de crustacés, d'œufs, de légumes aqueux.

Matin et soir, avant et après les repas, promenade à pied en pleine campagne, d'une demi-
heure au moins, soins de ménage, jardinage, etc. »

Vous activerez ainsi l'exhalation du poumon,
la transpiration insensible de la peau, le produit
des diverses sécrétions, etc.; vous dépenserez des
forces en un mot et les réparerez aux dépens de
votre approvisionnement de graisse, tout en en
produisant une moindre quantité.

Et si vous tenez à faire une saison d'eau ,
prenez des bains froids, des bains de mer de

préférence et à la lame surtout ; ce sont les plus toniques, parce qu'ils vous contraignent à une sorte de gymnastique, et font en même temps l'office de douche. L'air des côtes étant d'autre part plus chargé d'oxygène que celui des villes, exagérera les phénomènes de combustion organique, dont la graisse fait encore en partie les frais.

A cette occasion, je vous conseille *Royan*, petite ville de la Charente-Inférieure, qui regarde la *Gironde* se jeter dans la mer à trois heures de *Bordeaux*, ou si vous aimez le repos et la tranquillité, la baie voisine, celle de *Saint-Georges-de-Didonne*, charmant petit village de pilotes, c'est-à-dire propre et soigné comme le pont d'un navire.

La plage bordée de légères dunes en sable fin, est émaillée d'immortelles et d'œillets gaulois.

Ils embaument son air et mêlent leurs parfums délicats aux senteurs balsamiques et tonifiantes des bois de pins environnants.

Je recommande également ce séjour, après ou sans *Vichy*, aux jeunes filles chlorotiques, aux enfants lymphatiques et d'une croissance tourmentée, aux femmes atteintes d'aménorrhée et d'anémie consécutive, ainsi que dans les cas d'atonie et de débilité, dues à toutes autres causes que des affections chroniques de poitrine.

L'atmosphère maritime chargée de particules salines dont elle s'imprègne, ou que lui jettent en déferlant les crêtes pulvérisées des lames, est susceptible à elle seule, de modifier avantageusement ces divers états, par la stimulation qu'elle provoque à la peau et les nombreuses sympathies organiques que celle-ci met en jeu.

Par le même motif les diabétiques peu avancés retireront de grands avantages du voisinage de la mer, après une saison passée à Vichy surtout, mais ils n'oublieront pas qu'en dehors d'une grande persévérance dans la continuité du régime, il n'est pas de salut possible.

Est-il donc si difficile à suivre? — Voyez plutôt:

Substances animales. Bouillons consommés, potages gras au gluten, ou au fromage. Viandes de toute espèce, rôties et grillées de préférence : œufs, poissons, coquilles, crustacés,

Végétaux. Epinards au gras, chicorée, céléri, laitue, choux, artichauds, asperges, champignons, légumes herbacés de toute sorte, haricots verts, radis, etc.

A défaut de pain de gluten, qui n'est pas

du reste une indication toujours indispensable,
avec continuité du moins et dont on se dégoûte
vite,pain ordinaire,bien cuit et coupé avant la
cuisson , pour que la croûte devienne plus
abondante.»

« *Fruits et dessert.* Olives, noix, amandes,
noisettes, fraises sans sucre , fromages cuits et
fermentés. »

« *Boissons.* Vins de Bordeaux, de Bourgogne
et de Porto. Infusions de café avec un peu d'eau
de-vie ou de vieux rhum. »

En un mot, on s'assujétira à une nourriture
tonique, réparatrice et l'on s'abstiendra, autant
que possible, de tous les végétaux possédant du
sucre ou susceptibles d'en former, c'est-à-dire
contenant de l'amidon. Il en sera de même
des boissons acides et sucrées.

Et l'on en comprendra la nécessité, si l'on
accepte que la maladie qui nous occupe, a pour
cause ou pour effet,la transformation incomplète
des féculens qui, restant à l'état de glycose
(substance sucrée), sont en grande partie élimi-
nés par les urines, au lieu de devenir un élément
de réparation et de caloricité, la graisse.

Cette altération de fonctions . qu'elle soit
d'ailleurs attribuée à un défaut d'alcalinité du

5

sang qui n'est plus apte à décomposer la glycose, ou qu'elle reconnaisse pour cause une sécrétion exagérée de sucre par le foie, entraîne toujours deux conséquences logiques pour le traitement, à savoir : nourrir les diabétiques avec des substances azotées et rendre au sang sa quantité normale d'alcali.

Les diverses formes de *dyspepsie*s ou troubles persistants des fonctions de l'estomac et des intestins, demandent également un choix relatif d'aliments et des conditions spéciales d'hygiène, pour consolider un mieux obtenu sous l'influence des eaux de Vichy.

Ainsi, dans la *dyspepsie atonique*, le régime devra être substantiel et tonique à la fois, sous une forme peu abondante et d'une facile élaboration.

« Consommes, gelées animales, sucs de viande rôtie, etc. Quelques mets féculents légèrement excités pourront être prescrits. Café ou thé après les repas, infusion aromatique avant de se coucher, menthe, citronelle, phaham. »

Dans la *dyspepsie flatulente*, on s'abstiendra de mets et de liquides susceptibles de développer ou d'accumuler des gaz dans les voies digestives:

Haricots secs, lentilles, pois, choux. pâtisseries, bière, cidre, etc.

« Nourriture animalisée, mais peu copieuse.»

Si cette forme s'accompagne d'un état manifeste d'atonie, ou qu'il lui soit consécutif, ce qui arrive assez fréquemment, les boissons devront être légèrement excitantes : vins de Bourgogne et d'Espagne en petite quantité, infusion d'anis, d'angélique, de thé, élixir de garus, liqueur de la grande Chartreuse avant ou après les repas.

En cas d'irritation vasculaire des premières voies digestives, qui se manifeste par une assez vive sensibilité de l'estomac, on s'abstiendra au contraire de toute action stimulante.

Les douches en pluie, les bains de mer, un exercice modéré, seront toujours utilement prescrits.

Dyspepsie acide. « Alimentation très-modérée, presque exclusivement animale et la moins possible condimentée. S'abstenir absolument de mets et de boissons acidifiables, tels que fécules, sucre, vin, lait, fromages frais, etc. »

Le pain sera mangé bien cuit et en petite quantité.

On sera quelquefois forcé d'avoir recours au pain de gluten. Répétons-le en terminant ces quelques recommandations écourtées, il ne suffit pas, dans les affections chroniques qui conduisent à *Vichy*, de se résigner à y passer une saison et de suivre strictement pendant sa durée les indications fournies.

Il faut encore poursuivre à domicile le régime commencé. Autrement l'on n'obtiendra jamais que des bienfaits passagers et l'on sera contraint de revenir tous les ans se soumettre au même traitement.

Arrivée à Vichy.

Depuis le 15 mai, époque à laquelle commence la saison d'été, jusque vers la seconde moitié de juin, la route de Vichy n'est desservie que par deux convois.

Ils vous déposent dans la gare à 5 heures du matin et à 7 heures du soir.

Des voitures attendent les voyageurs à leur sortie ; celle de votre hôtel ne s'y trouvant pas, vous aurez toujours la ressource des omnibus, qui vous conduiront à domicile pour une faible rétribution.

Couchez-vous de suite en arrivant, que ce

soit le matin ou le soir, si vous êtes fatigué par une longue station dans les chemins de fer.

Dans le premier cas, on vous réveillera pour le déjeûner ; dans le second, vous reposerez jusqu'au lendemain.

C'est une imprudence ou tout au moins une hâte inutile que de commencer un traitement sous l'empire de la fatigue.

L'un de vos premiers soins doit être de visiter le médecin auquel vous êtes recommandé, ou celui que vous avez choisi.

Votre traitement connu, si des bains ou des douches vous ont été prescrits (les premiers sont d'indication habituelle), vous vous rendez dans la grande artère du vieux casino où se trouvent les bureaux des cachets ; vous les reconnaîtrez aux guichets qui les protégent.

Vous n'aurez plus alors qu'à retenir vos heures auprès des maîtresses baigneuses ou des maîtres baigneurs. Ces derniers stationnent dans les couloirs de la galerie centrale, à droite (les bains des dames sont du côté opposé), et pour que vous ne les confondiez avec de simples mortels, ils sont habillés de noir et cravatés de blanc, comme des substituts, des avocats ou des médecins en exercice de leurs fonctions.

Il existe plusieurs établissements de bains, de prix différents, mais qui se valent à peu près pour la tenue et qui n'offrent pas la moindre différence en ce qui concerne la valeur de l'eau minérale affectée à cet usage.

Ce sont : les bains de première et de seconde classe de la *Ferme*, ceux de l'*Hôpital* et de *Lhardy*, enfin ceux de *Cusset*, petite ville située à deux kilomètres de *Vichy*, mais dont la direction met gratuitement des voitures à votre disposition pour l'aller et le retour (Voir les heures de départ).

Maintenant que vous voici piloté, installé et pourvu, je vous abandonne à vous-même, tout en me réservant, dans les chapitres suivants. de vous fournir quelques conseils pratiques, de vous prémunir contre des préjugés fâcheux et de vous arrêter sur la voie d'imprudences graves.

Il est bien entendu qu'ici je m'adresse [plus essentiellement aux malades qui ne consultent pas de médecins ou qui, après une première visite, croient en savoir autant qu'eux sur l'emploi rationnel des eaux de Vichy.

Les autres seront suffisamment et plus logiquement renseignés , un guide de papier ne pouvant tout prévoir, ni faire la part de tout.

Choix d'un logement.

Des considérations sérieuses d'hygiène n'ont pas toujours présidé à l'édification des hôtels de cette localité.

L'espace a bien été largement mesuré pour les salles à manger, les salons, les cours et les jardins, mais les chambres à coucher laissent beaucoup à désirer pour les dimensions.

D'autre part, elles sont presque toutes dépourvues de cheminées qui, par le tirage qu'elles occasionnent, suppléent dans une certaine mesure le défaut de capacité.

Ajoutons qu'elles s'ouvrent sur des couloirs étroits et profonds, conditions défavorables au renouvellement de l'air. Ces conditions, peu senties durant l'hiver, deviennent très-sensibles durant l'été. En effet, sous l'influence de la chaleur, les exhalations humaines deviennent plus abondantes et d'une altération plus rapide, sans compter que les bains minéraux activent encore les fonctions de la peau.

Cette question d'aération est loin d'être indiffé-
rente et nous conseillons aux persounes malades
de choisir une chambre assez vaste, convenable-
ment aérée et suffisamment éclairée.

Bien des indispositions et des lenteurs dans le
rétablissement, des complications même ne re-
connaissent pas d'autres raisons d'être.

Une amélioration qu'il serait à désirer qu'on
apportât dans la plupart des hôtels actuels, pour
remédier aux inconvénients signalés, ce serait
de pratiquer dans les murs des bouches ou ven-
touses, s'ouvrant sous les lits au niveau du
plancher, ainsi qu'il en existe dans les hôpitaux
et dans les casernes des pays chauds.

On pourrait les établir sur le modèle, en petit,
des hublots de navires susceptibles de se fermer
à volonté.

C'est le plus sûr moyen d'obvier à la viciation
de l'air par les phénomènes respiratoires et les
émanations de l'enveloppe cutanée.

Vêtements.

Généralement on attend la venue des premières chaleurs, c'est-à-dire le mois de juin,
pour se rendre à Vichy, et l'on s'approvisionne

tout au plus d'un manteau ou d'un châle, pour le temps de séjour dans les wagons.

C'est un tort. Même en juillet. époque la plus chaude de i'année, on est quelquefois obligé de se couvrir de drap épais ou d'un double vêtement sous peine de contracter des rhumes, des angines et des rhumatismes.

Cela s'explique. Vichy est cerné de toutes parts par les montagnes du *Forez* et de l'*Auvergne*, les orages y sont donc plus fréquents qu'ailleurs.

Or, des pluies les accompagnant ou leur suc-succédant toujours, l'évaporation y est nécessairement plus abondante que sur de vastes plateaux ; les vents , d'autre part , arrivent chargés de vapeurs d'eau, dont ils s'imprègnent en descendant la montagne. Ils exagèrent ainsi les effets déjà tranchés et brusques de refroidissement et d'humidité.

Dans ces conditions, nous recommandons aux malades et même aux gens bien portants, de ne pas s'asseoir pendant quelques jours sous les ombrages du vieux parc, qui n'est pas suffisamment ventilé, pour être promptement soustrait aux influences signalées.

Ajoutons qu'à partir du mois d'août, les matinées comme les soirées deviennent habi-

tuellement fraîches et qu'il est prudent à ces
époques de la journée. de se munir de pardessus
toujours indispensables à la sortie des représen-
tations du Casino.

QUELQUES INDICATIONS

PRATIQUES ET EXPLICATIVES SUR LA DIRECTION
DU TRAITEMENT.

Temps de séjour à Vichy.

Qu'elle doit-être la durée d'une saison ?
Voici une question grosse de controverses.
L'un des plus anciens médecins de Vichy a
dit : 21 jours suffisent.
Ces 21 jours, il est vrai, constituaient pour
M. Prunel, 21 bains et 84 on 168 verres d'eau
minérale, suivant que les malades en buvaient
quatre ou huit par jour, d'une manière conti-
nuée et non interrompue.
Cette limite était donc plutôt la mesure de la

quantite d'eau ingérée et absorbée, que l'expres-
rion stricte d'un temps determiné.

Mais on s'est empressé d'accepter textuelle-
ment ce chiffre, comme une loi sacramentelle et
sans réserve.

Cela plait. On se dit : bon, je quitterai mon domicile le 7 par exemple, et je serai de retour le
29, à telle heure, pour dîner en famille.

Le propriétaire part 21 jours jours avant la
coupe de ses foins ou de ses seigles, l'employé
prend 21 jours de congé pour ne pas supporter
de retenue sur ses appointements, la femme du
monde quitte *Paris* 21 jours avant les courses,
les régates, le bal de M. X.... ou Y.... et chacun s'arrange pour avoir strictement 21 jours à
dépenser, sans nuire à ses intérêts et à ses plaisirs.

On dirait, en vérité, que la santé est un bien
de troisième ordre.

Et il ne vient à aucun des malades qui prennent ce terme de 21 jours comme règle inva-
riable, la pensée de faire la déduction des jours
d'indisposition ou d'incidents, qui nécessitent
souvent la diminution, quelquefois l'interruption
des eaux.

Des phénomènes qui en indiquent l'opportunité se manifestent vainement ; on passe outre, on n'a plus qu'un nombre de jours limités devant soi. *Il faut bien prendre ses eaux.*

L'estomac les refuse, on va toujours ; on éprouve un malaise général, des vertiges, de la pesanteur céphalique, etc ; les bains fatiquent, oppressent, agitent la veille et le sommeil, bah ! on n'a pas de temps à perdre, *il faut bien prendre ses eaux.*

Et l'on s'étonne de ne pas recueillir des avantages signalés d'une saison écourtée et d'un traitement trop hâtif. Heureux encore, ceux qui n'éveillent pas des douleurs endormies, sans résultat pour une amélioration consécutive.

Certes, il existe des indispositions et même des maladies chroniques peu anciennes, qui sont heureusement modifiées dans ce laps de temps, pourtant si étroitement mesuré, mais combien d'autres n'en éprouveront aucun effet postérieur concluant.

Quel temps faut-il donc passer à VICHY ?

Il n'y a pas de terme absolument fixe dans les affections de longue date surtout; cependant, 26 jours à un mois doivent généralement suffire.

Laissez donc votre médecin, dûssent vos plaisirs et vos affaires en souffrir un peu, déterminer le temps de votre séjour, en le subordonnant à votre état et à la façon dont vous aurez supporté les eaux.

Il n'a pas intérêt à vous retenir, admettant qu'on pût faire planer un pareil soupçon sur son honorabilité. Soyez bien persuadé toutefois, que, hors d'une direction sage, expérimentée et de la durée nécessaire à un traitement approprié, ce dont il est difficile d'être soi-même le juge éclairé, vous ne recueillerez que des avantages incomplets et temporaires.

Choix empirique d'une source.

J'ai connu des buveurs qui, dès la première heure de leur arrivée, s'empressaient de goûter à toutes les sources, pour choisir celle qui agréerait davantage à leur goût, sans s'inquiéter le moins du monde de leur signification, encore moins de savoir si elle était indiquée pour leur maladie.

D'autres, et le plus souvent les personnes qui agissent ainsi appartiennent à la classe intelligente de la société, se sont procuré l'analyse des eaux minérales et jugent uniquement de leurs effets par les éléments prédominants, les plus susceptibles en réalité de former des composés certains.

Il y en a même qui ne sont pas éloignés de leur reconnaître une identité d'action parfaite et conseillent hautement de boire indifféremment à toutes les sources. Je dois ajouter qu'ils n'en donnent pas toujours l'exemple.

Il est bien vrai, qu'un assez grand nombre de principes les composant existent en minimes quantités et ne diffèrent que par des proportions en apparence insignifiantes, mais il ne faudrait pas oublier que par le mode d'association, peu connue, de leurs bases et de leurs acides, ils acquièrent une efficacité absolue et relative, qu'ils ne sauraient avoir à l'état d'isolement ; c'est ce que l'expérience démontre.

Ce quil y a de certain, c'est que la chimie ne saurait, vu le nombre de leurs éléments, dont quelques-uns sont en quantités si minimes, rendre un compte exact, positif, et de la nature de leurs combinaisons et des proportions dans lesquelles elles s'opèrent, leur attribuer par conséquent une somme d'action bien précise.

Une autre raison qui devrait induire à des jugements moins absolus et plus réfléchis, c'est que les propriétés de plusieurs des substances qui rentrent dans leur composition sont loin d'être suffisamment connues, celles de la silice et de la strontiane par exemple.

Est-il donc si facile enfin, de définir les réactions chimiques que des agents aussi multiples peuvent produire dans le laboratoire de l'économie humaine.

L'observation, dans cette circonstance, comme toujours, plus sûre que les données scientifiques isolées, que les phénomènes physiologiques constatés avec quelque soin que ce soit, les rapprochements rationnels , les déductions et les analogies, dont elle se sert du reste comme d'éclaireurs, assigne souvent aux diverses sources des appropriations qui ne sauraient être théoriquement démontrées.

En ce qui concerne les dégustateurs des sources, nous ne blâmons pas systématiquement et absolument, cette sorte de contrôle du goût, souvent en rapport avec la convenance de l'estomac ; nous serions plutôt enclin à le conseiller, mais dans une mesure secondaire, pour tâter la susceptibilité individuelle et en n'usant toutefois que de sources dont les effets constatés se rapprochent le plus.

Si donc, des eaux logiquement prescrites,

celles de la *Grande Grille*, par exemple, *rèpu-gnent et passent mal*, autrement dit vous font éprouver un dégoût caractérisé d'autant plus prononcé que vous en faites depuis plus long-temps usage ; qu'après leur ingestion , vous ressentiez un sentiment de pesanteur ou de chaleur persistante. renoncez à son emploi et buvez à l'*Hôpital*.

Il en sera de même dans tous les cas de diffi-cile tolérance et au vis-à-vis des autres sources similaires.

Quantité de verres d'eau.

On ne saurait établir d'une manière absolue même dans une affection déterminée, le nombre de verres d'eau qu'il est nécessaire de prendre.

Cette indication est subordonnée à l'âge, à l'état général, au tempérament et même à la température ambiante.

Disons cependant, qu'en moyenne, les eaux peuvent être prises aux doses de 4 à 5 verres ordinaires, distribués dans la journée , à inter-valles convenables et aussi loin que possible des repas.

Il est nécessaire , bien entendu , de n'arriver

que progressivement à ces quantités et de les
diminuer dans la même mesure à la fin du
traitement.

Ainsi, commençant par un verre ou même un
demi-verre et arrivant graduellement à la
somme déterminée, le troisième ou le qua-
trième jour, on observera la même proportion
décroissante vers la fin de la saison et dans le
même temps donné.

Cette recommandation, généralement négligée
par les étrangers surtout, qui persistent à boire les
mêmes doses jusqu'au dernier moment, est plus
importante qu'on est tenté de le supposer, et des
accidents consécutifs n'ont pas d'autres causes
productrices le plus fréquemment.

Il en résulte alors qu'on accuse injustement
Vichy ; on est venu y chercher la santé et l'on
n'y a trouvé que l'exacerbation de ses maux ou
même une maladie nouvelle.

On se gardera bien d'attribuer ces résultats à
des imprudences commises.

Il est vrai que le plus souvent, alors même
que des incidents se produisent par la faute des
malades, un mieux évident se manifeste bientôt
sous l'empire d'un traitement palliatif de quelques jours, mais des premières impressions il

reste toujours quelque chose, et c'est l'histoire de bien des dénigrements dont Vichy n'est pas exempt.

Heures et mode de prendre les eaux.

On les boira matin et soir, avant et après le bain, autant que possible, de façon à distribuer d'une manière à peu près régulière, les époques de leur ingestion.

Si donc, arrivé d'une manière grogressive, comme nous l'avons indiqué plus haut, à la quantité maximum, soit six verres, et admettant qu'on prenne son bain le matin à sept heures, on les étagera ainsi qu'il suit :

1re SÉRIE, — CELLE DU MATIN.

1er verre à 6 heures ou 6 heures et demie.
2e   id.   au sortir du bain, à 7 heures 1[2 ou 8 heures.
3e   id.   à 8 heures 1[2 ou 9 heures.

2e SÉRIE.—CELLE DU SOIR.

4e verre, à 2 heures 1[2.
5e   id.   à 3 heures ou 3 heures 1[2.
6e   id.   à 4 heures ou 4 heures 1[2.

C'est-à-dire qu'on partagera les quantités prescrites, quelles qu'elles soient, entre le matin et
le soir dans les circonstances ordinaires et qu'on
laissera toujours une demi-heure d'intervalle
au moins, entre le dernier verre et le repas.

Il n'est pas indifférent de faire une petite
promenade entre chaque verrée. Cet exercice est
favorable à la digestion et à l'absorption des
eaux.

On avalera son verre d'eau d'un seul trait,
autant que possible, afin de ne rien perdre de
sa température, si elle est chaude, ou des gaz
qu'elle contient.

Si elle *reste sur l'estomac*, on en diminuera
les quantités pendant quelques jours ou l'on
éloignera les intervalles mis entre leur ingestion.

Des estomacs susceptibles ou malades ne peuvent la supporter pure, même à doses minimes ;
il est nécessaire alors de la couper avec du lait,
un sirop approprié, des infusions toniques ou
émollientes, suivant les indications.

Quelques femmes sont contraintes d'en suspendre l'usage pendant leur époque menstruelle,
mais il suffira généralement d'en diminuer les
quantités.

Durant cette même période, elles se dispenseront sagement d'aller boire aux sources par les temps humides et pluvieux.

Faut-il couper la saison en deux temps égaux, avec un repos intermédiaire ???

J'ai connu des malades qui étaient tellement imbus de la croyance de cette nécessité, qu'arrivés à cette limite, ils suspendaient quand même leur saison, alors qu'ils n'éprouvaient ni fatigue ni satiété, ni la moindre exacerbation monitoire; d'autres qui auraient plutôt succombé à la tâche que de ne pas poursuivre durant 12 ou 15 jours le traitement commencé.

Il n'y a encore rien d'absolu sous ce double rapport.

Les constitutions, les susceptibilités naturelles, comme les dispositions acquises diffèrent essentiellement.

Si donc, au bout de quelques jours ou d'une semaine, des incidents qui indiquent l'opportunité de diminuer ou de cesser l'usage des eaux viennent à se produire, il faudra obéir à ces manifestations.

Si, au contraire, il ne se déclare aucun phénomène qui fournisse cette indication, on pourra impunément continuer jusqu'à la fin de la saison, en observant toutefois vers cette époque la règle établie des doses décroissantes.

Il en sera pour les bains comme pour l'eau prise en boissons. Quand, dès le début, ils provoquent de l'agitation, des insomnies persistantes, de l'agacement durant la veille, il sera logique d'en diminuer la durée, rarement de la discontinuer, les impressions qu'ils produisent s'émoussant par la continuité le plus souvent. (Voir le chapitre des bains).

Pour conclure, nous dirons : Si vous voulez retirer de votre séjour à *Vichy* tout le résultat qu'il est susceptible de vous procurer, ne vous laissez jamais diriger systématiquement par des idées préconçues.

Il n'y a rien d'absolu en pratique médicale et cette loi commune à bien d'autres applications humaines, est surtout vraie pour l'emploi rationnel des eaux minérales.

Faut-il toujours boire à la même source, pendant la durée d'un traitement?

En général, oui ; d'une manière absolue, non.

Si vous êtes atteint d'un engorgement du foie, sans complication d'aucune sorte; que l'eau prescrite comme la plus efficace contre ce genre de maladie, celle de la *Grando Grille*, soit facilement digérée et ne provoque pas d'incidents, de vertiges par exemple, il est plus qu'inutile, il est nuisible de la changer pour une autre, même similaire, à plus forte raison dissemblable pour la température et la composition.

Mais un malade est atteint de dyspepsie atonique consécutive à une maladie longue, accompagnée d'une vive susceptibilité de l'estomac ou de phénomènes gastralgiques prononcés sous la dépendance d'un état chlorotique, par exemple, cas qu'indique généralement l'emploi de la source de l'*Hôpital*, ce n'est pas une raison pour en continuer systématiquement l'usage.

Les accideuts ou les effets consécutifs du côté des voies digestives étant pacifiés, il sera nécessaire de recourir à l'eau qui se trouve le plus en rapport avec le caractère essentiel de la maladie, ce sera donc *Lardy* ou *Mesdames*.

Deux maladies indépendantes coexistent, faut-il boire en même temps à deux sources.

L'expérience démontre l'affirmative, mais le traitement devra surtout être dirigé contre l'affection la plus avancée ou la plus grave.

Ainsi, s'il s'agit de l'hypérémie du foie et de la gravelle simultanément, pour citer deux maladies déjà prises pour exemple et qui sont des plus communes, on boira d'une manière plus habituelle à la *Grande Grille*, sans trop négliger cependant les *Célestins* ; à l'une le matin de préférence, à l'autre le soir.

La première étant accompagnée d'anémie, à la *Grande Grille* ou à l'*Hôpital*, suivant l'état des voies digestives, on adjoindra secondairement *Lhardy*, d'une manière plus insistante chez les femmes qui tolèrent mieux le fer et ont plus besoin que les hommes, de sa tonicité réparatrice.

La seconde est-elle compliquée de susceptibilité, du côté des reins et de la vessie, on mitigera les eaux des *Célestins* de la rotonde ou l'on s'accommodera de la source de l'*Hôpital* dont l'action est moins vivement sentie.

Il en sera de même pour les affections simples, multiples et compliquées, en raison de leur genre, de leur unité et de leurs effets consécutifs.

Faut-il provoquer des crises.

Bien des malades sont encore persuadés de cette nécessité et ne croient pas avoir obtenu de résultats véritables d'une saison , s'ils n'ont éprouvé, sous l'influence d'une excitation exagérée des eaux, des retours de coliques hépatique ou néphrétique ; si des hipérémies chroniques du foie ne se sont pas reproduites à l'état aigu ; si des attaques de goutte n'ont pas été éveillées, etc.

C'est une erreur grave en soi et qui peut entraîner des conséquences fâcheuses.

Elle a pour premier inconvénient de faire perdre du temps. (Il faut en effet discontinuer l'usage des eaux pendant la durée des crises.)

Une autre de ses conséquences, est de rendre quelquefois la reprise du traitement impossible sous l'empire d'une excitation qui ne saurait être mesurée dans ses effets ; de provoquer des souffrances tout au moins inutiles, et des phénomènes de perturbation assez souvent fâcheux.

Prenons la goutte pour exemple. Des réper-
cussions ne peuvent-elles donc en résulter et ne
voit-on pas tous les jours dans la pratique, des
accidents de cette nature, se manifester sous
l'influence de causes moins actives.

Et dans quel but provoquer des crises ici ?
La diathèse acide qui est le point de départ *de la
goutte*, ne peut-elle donc être modifiée, sans un
retour à l'acuité de cette forme de manifestation.

Dans les congestions du foie et de l'utérus, le
mouvement fibrilaire par lequel la résolution
s'opère, se manifeste bien sous l'empire d'une

excitation physiologique, mais développée dans
une mesure relative et modérée, n'ayant pour
révélation qu'un sentiment de gêne et de pesanteur plus prononcé ou de sensibilité locale légèrement exaltée.

Que si vous dépassez cette limite, des congestions s'opèrent fatalement et vous exagérez la
maladie dans l'expression qui la caractérise.

Cette opinion de crises salutaires, sous l'empire d'une vive excitation suscitée, ne peut être
admise avec une sorte de logique qu'au point de
vue d'un effet mécanique, d'une contractilité
expulsive, dans les affections calculeuses des

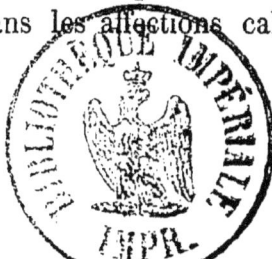

6

reins et du foie, encore est-elle très contestable quant au résultat poursuivi.

Elle ne saurait être soutenue en ce qui concerne l'état diathésique, car c'est une disposition générale qu'on cherche essentiellement à modifier par l'emploi des eaux alcalines.

Les calculs existant déja et agissant comme corps étranger, seront toujours expulsés par les seules forces de l'organisme, quand leur volume le permettra, toutefois ; c'est donc à leur reproduction que le traitement doit essentiellement s'adresser, et si une perturbation est nécessaire pour modifier un mode vicié de sécrétion, c'est, nous le répétons, dans une mesure logiquement ménagée qu'il faudra la chercher, et non dans l'excitation empirique des crises.

S'agit-il enfin de reconstituer le sang en lui confiant des éléments absents, le fer par exemple ; son assimilation se fera mal ou ne se fera pas sous l'empire d'une incitation trop vive des organes digestifs, et au lieu de la tonicité, on produira son exagération, des accidens phlogistique et nerveux.

Nous concluons en disant qu'il faut autant que possible *éviter les crises*, loin de les chercher, et, pour cela, on proportionnera toujours la

quantité d'eau minérale, de même que sa
qualité, à la susceptibilité individuelle, au
genre de maladie, à sa date de chronicité et à
l'état général des malades.

Faut-il emporter des eaux de Vichy...
Lesquelles ?...

Comme nous l'avons dit plus haut, on écourte
le traitement en général, en ne passant que 21
jours à Vichy, au lieu de 25 et de 28 qui seraient
nécessaires dans la pluralité des cas.

Sous ce rapport, il ne serait donc pas indifférent d'emporter une demi-caisse, tout au
moins, dont on ferait usage quinze jours, un
mois après l'arrivée à domicile, alors que les
phénomènes de sédation se seraient produits.

Le plus souvent, du reste, une affection chronique, ancienne surtout, qui a pris en quelque
sorte droit de cité dans l'organisme, ne fait que
se modifier avantageusement dans une première
saison; il serait donc avantageux d'en combat-
tre les tendances et d'en atténuer les retours
dans l'intervalle des époques thermales.

Ainsi, les goutteux et les calculeux qui n'ont
pas toujours l'énergie de suivre un traitement

régulier et sont naturellement enclins à se nourrir d'aliments fortement azotés (lesquels, après avoir subi plusieurs modifications, se transforment en acide urique que les alcalins dissolvent en partie), obtiendraient sûrement l'éloignement et l'amoindrissement des attaques et des crises.

Il en sera de même dans la plus grande partie des affections qui motivent l'emploi des eaux de Vichy et qui ne sont, le plus souvent, que des manifestations de la diathèse acide.

Il ne faut pas en conclure que les eaux transportées aient l'efficacité de celles qui se boivent à la source, par cela qu'elles peuvent venir efficacement en aide à une action commencée sur les lieux ; ce serait une grave erreur.

Il ne faut pas non plus, quoique moins actives étant transportées, les employer avec une continuité trop poursuivie et en quantités trop considérables dans un laps de temps limité.

Il suffira d'en boire un verre aux repas, en guise d'eau ordinaire, pendant une quinzaine de jours, d'en suspendre l'usage pendant un temps égal et de recommencer cet emploi quatre à cinq fois par année.

Le jour où quelque infraction accusée aurait

été commise dans le régime, on en prendrait un troisième verre le soir, avant de se coucher.

Quand on a bu à la *Grande-Grille*, à *l'Hôpital* ou à *Chomel* dans le cours d'une saison, on se croit dans l'obligation logique de faire venir des eaux puisées à ces diverses sources, pour être prises à domicile.

C'est une faute. En effet, en dehors de leurs vertus alcalines, elles ne possèdent pas de qualité spéciale au point de vue de la composition chimique ; elles ont donc, sous ce rapport, des propriétés à peu près identiques à celles des *Célestins*, *d'Hauterive*, *de St-Yorre*, *du Parc*, etc., et si elles sont employées sur les lieux, dans des circonstances différentes, c'est surtout et presque uniquement à cause de leur thermalité élevée. Or, elles la perdent fatalement par le transport. Le refroidissement qu'il provoque entraîne, en outre, la précipitation de leurs carbonates neutres. (Voir, pour leur degré respectif de conservation, l'analyse comparative de M. Bouquet, page 31).

Les eaux qu'il sera préférable d'emporter ou de faire venir chez soi, seront donc les eaux froides et les plus froides du cirque, à moins qu'elles aient pour intention une action tonique réparatrice, auquel cas les *Célestins de la Grotte*, *Mesdames*, *Ste-Marie-de-Cusset* et *Lardy*, les seules qui possèdent une quantité notable de protoxyde de fer, seront d'indication nécessaire.

Deux sources froides, qu'on pourrait appeler *mixtes* ou *transitoires*, parce que, autant et même plus alcalines que la majorité des autres, elles contiennent une quantité de fer plus grande, quoique beaucoup moindre que celles dites ferrugineuses, recevraient leur application, toutes les fois qu'on aurait besoin d'une action double et simultanée, alors qu'à des effets essentiellement alcalins on aurait besoin d'adjoindre une influence tonique ménagée ; dans les convalescences d'accès de goutte violents et prolongés, ayant produit une débilitation manifeste, par exemple.

Ce sont les sources D'HAUTERIVE et de SAINT-YORRE.

Bains minéraux.

Les bains d'eau minérale sont d'indication dans presque toutes les maladies qui en motivent l'emploi en boissons, mais ils devront varier quant à leur durée, à leur état de pureté ou de mélange, à leur température et à l'époque de la journée à laquelle ils seront pris, en raison des affections, des tempéraments, des susceptibilités individuelles et des saisons,

Durée et quantité.

Ils seront quotidiens et d'une heure en général, chez les personnes d'une constitution énergique, sans trop de tendance à la phlétore cependant.

« Ainsi, pour les individus atteints de *gravelle* et de *catarrhe vésical*, dont la santé n'a été que légèrement ébranlée et qui n'éprouvent habituellement ni vertiges, ni tournements de têtes.

Il en sera de même pour les *hypérémies chroniques*, les *engorgements organiques*, les *coliques hépatiques*, quand ils ne ramèneront pas de sensibilité à l'organe malade.»

(Dans le cas contraire, il sera urgent, non-seulement d'en diminuer la durée, mais encore de les suspendre durant quelques jours).

« Dans le *diabète*, lorsque la fatigue qui en résulte d'ordinaire ne sera pas trop fortement sentie.»

« Dans la *dyspepsie* sans complication de phénomène nerveux. »

« Dans la *gastralgie*, la *chlorose*, l'*anémie*, et
toutes les fois qu'il y aura exaltation du système
nerveux, la durée et la quantité des bains seront
réduites, en raison de la sensibilité naturelle ,
acquise ou provoquée.»

. « Il sera même prudent, assez souvent, de s'en
abstenir d'une manière absolue. »

Règle générale.

Pour les personnes nerveuses et sensiblement
affaiblies, quand il y aura indication de prendre
des bains, ils seront réduits à vingt minutes de
durée dans les premiers temps.

Si l'agitation qui les accompagne d'habitude
se modère ou se dissipe au bout de quelques
jours, on pourra progressivement augmenter
la durée de l'immersion.

Si, au contraire, l'agacement devient tel qu'il
en résulte des insomnies, il faudra les éloigner,
c'est-à-dire n'en prendre plus que tous les deux ou
trois jours. On pourra également mélanger l'eau
thermale avec une partie égale ou avec les deux
tiers d'eau douce.

Heures les plus favorables des bains.

Elles varieront suivant les saisons. En mai et dans les premiers jours de juin, il est mieux de les prendre dans l'après-midi, les matinées étant encore fraîches et la réaction se faisant plus difficilement.

A la fin de juin, en juillet et septembre qui est habituellement beau sur le plateau de Vichy, les bains du matin seront toujours préférables.

Température. Pour les personnes fortes, replètes, l'eau ne devra pas avoir tout-à-fait la température de la peau, c'est-à-dire qu'elles devront éprouver un sentiment de fraîcheur en entrant dans le bain. Il sera de 30 à 33 degrés.

Les convalescents et les personnes affaiblies ou de débile constitution, devront le prendre de 34 à 36 degrés.

A une température plus élevée, l'absorption est sensiblement amoindrie et des congestions peuvent se produire du côté des organes malades devenus plus susceptibles, ou en raison de dispositions naturelles.

Il est toujours nécessaire de faire une petite promenade, aussitôt après avoir pris son bain.

Pauvres et chers goutteux, je ne vous ai certes
pas oubliés, mais je n'avais qu'un mot à vous
dire, et je vous ai gardés pour la bonne bouche,
la bouche, votre faible et votre fort, *Ne vous
baignez pas*, ou que ce soit rarement, à moins
qu'une longue période de temps ne vous sépare
de votre dernière attaque.

Douches

Comme cela est toujours arrivé et comme cela
arrive encore pour les bonnes choses, on en a
fait et l'on en fait abus. Quelques maladies aiguës
et un assez grand nombre de chroniques cependant (ces dernières, on le sait, doivent seules
conduire à Vichy) sont avantageusement traitées
par ce moyen, isolément mis en œuvre, ou com-
biné avec l'eau minérale à l'intérieur et en bains.

La première de ces deux catégories d'emploi
sera applicable aux baigneurs en bonne santé,
qui ne peuvent manquer, pour la plupart, d'être
porteurs de quelque rhumatisme ou névralgie
bénévoles et cela leur vaudra mieux que de boire
de l'eau minérale par esprit d'imitation ou par
excès de loisirs.

La seconde, qui se rapporte aux affections

citées dans les tableaux indicatifs, sera désignée par le signe +, afin d'en faciliter la recherche aux vrais malades.

RÈGLE ABSOLUE. Une douche froide ne saurait qu'être nuisible si la *réaction* ne s'opérait pas ; autrement dit, si après l'impression de fraîcheur ou de froid qu'elle provoque sur le moment, un sentiment de chaleur durable ne se produisait rapidement vers la peau.

Aussi devra-t-elle varier quant à sa durée, en raison de la puissance de réaction individuelle. (1)

CAS QUI INDIQUENT LEUR EMPLOI ET MODE DE LEUR ADMINISTRATION RELATIVE.

+ *Engorgement chonique du foie et de la rate.*

« Douches générales froides en pluie et en jets rapides sur la région malade.» 1 minute à 1 minute 1|2.

+ *Anémie des femmes du monde.*

---

(1) Chez les personnes très-impressionnables ou affaiblies, on n'arrivera que progressivement à une température basse.

Il en sera de même des lotions par lesquelles il es quelquefois nécessaire de commencer.

« Douches générales en pluie, tièdes d'abord,
de 3 à 5 minutes, puis froides (14 à 12 degrés),
de 1 à 2 minutes au plus.

+ *Anémie consécutive à des hémorrhagies et à
nne maladie longue.*

« Lotions et frictions froides avec une éponge
ou un drap mouillé.»

Si elles sont bien supportées, douches générales tièdes, puis froides, en.pluie, *ut suprà*.

+ Anémie causée et entretenue *par quelques
maladies organiques anciennes*, celles du foie et
de l'utérus, par exemple.

« Douches froides en pluie, générales et locales, deux par jour. Dans le dernier cas, bain de
piscine. »

+ Aménorrhée et dysménorrhée, sans accidents nerveux graves.

« Bains de siége froids, de quelques secondes
à deux minutes.

Douches froides en jets sur la région inférieure
des reins. Exercice prolongé aussitôt après. »

+ Chlorose à toutes les époques de la vie,
chez les femmes de constitution débile, ou avec
complications d'accidents nerveux persistants.

« Lotions et frictions avec un linge mouillé
ou une éponge imbibée d'eau froide, pendant

trente secondes à une minute. Plus tard, douches générales en pluie de quelques secondes,
en augmentant progressivement leur durée, jusqu'à concurrence de deux minutes au plus. »

Promenade au soleil pour favoriser et main-
tenir la réaction.

⊹ ETAT NERVEUX (névro-pathie générale), caractérisée par une souffrance indéfinissable sans
siége déterminé, ou localisée et mobile, compliquée ou non d'accidents du côté de la digestion,
accompagnée, d'habitude, de palpitations vio-
lentes simulant parfois des affections organiques du cœur.

Sous ces diverses influences continuées, le
caractère s'aigrit, devient triste, fantasque, irri-
table chez les personnes les plus douces de nature ; l'exaltation de la sensibilité est telle, que le
moindre bruit, la plus minime contrariété prennent les proportions d'une vive douleur et d'un
chagrin réel.

Les occupations naguère les plus sympathi-
ques paraissent lourdes et pénibles ; les nuits
sont pleines de fantômes et d'illusions; les atten-
tions et la sollicitude si chères autrefois des personnes aimées, deviennent fatigantes et presque
odieuses.

7

La vie semble un fardeau insupportable, et des pensées de suicide, auxquelles parfois il succombe, harcèlent ce malade sans maladie positive.

« Douche froide générale en pluie, précédée d'une sudation dans l'étuve sèche.»

+ HISTÉRIE. Commune chez les jeunes filles douées d'un tempérament lymphatique et d'une vive sensibilité, liée ou non à des affections chroniques de l'utérus.

« Douches générales froides en pluie et douches rectales ascendantes.»

+ CHORÉE ou danse de *Saint-Guy*, d'origine rhumatismale surtout.

« Douches générales froides en pluie, d'une à deux minutes matin et soir.»

Promenade hâtive, ou gymnastique aussitôt après.

+ CONGESTION CHRONIQUE de la moëlle épinière, liée à un élément rhumatismal.

« Douches froides générales en pluie de très-courte durée ou tièdes prolongées (5 à 10 minutes) suivant les cas.»

NÉVRALGIES *du cuir chevelu, temporale et faciale.*

« Douche froide générale en pluie, une à deux minutes.»

NÉVRALGIE *sciatique, lombaire, inter-costale.*

« Sudation dans l'étuve sèche. Douche froide générale en pluie, et locale en jets. »

Rhumatismes.

Rhumatisme articulaire aigu et chronique.

« Sudation. Douches générales et locales froides en pluie, de deux à trois minutes. »

Rhumatisme des muscles de la partie supérieure de la tête (épicranien), et des parties latérales du col (torticolis).

« Douches froides générales en pluie, et locales, en jets modérés. »

Rhumatisme des muscles inter-costaux (pleurodynie), des lombes (lombago), de la partie antérieure et supérieure de la poitrine, de l'épaule, des membres, de la région plantaire des pieds.

« Douches froides générales en pluie et en jets puissants sur l'endroit malade. »

+ GOUTTE, pendant et après les attaques.

Pendant. — Compresses froides renouvelées à mesure qu'elles s'échauffent, et mieux, refroidies en place, au moyen d'un jet continu, ou intermittent en nappe, versé de près avec un vase quelconque.

Soulagement rapide.

Après. — Sudation. Douches froides générales en pluie et en jets, sur l'articulation atteinte, pendant un mois.

Éloignement des crises toujours, guérison quelquefois dans la forme chronique.

+ Obésité, une sudation, deux douches générales en pluie, de trois à quatre minutes par jour.

Aussitôt après, promenade à pied d'une heure au moins, pendant cinq à six mois.

Indispositions légères qui peuvent se produire pendant la durée du traitement. Moyen d'y remédier.

Presque toujours dues à un excès de stimulation, elles se manifestent vers les organes ou les appareils doués d'une sensibilité relative, naturelle, ou acquise.

Ainsi chez les personnes nerveuses et débilitées ce sont : des vertiges, de l'agitation, de la céphalalgie.

Les constitutions sanguines, phlétoriques, sont atteintes de torpeur, d'éblouissements, de congestions diverses.

Les tempéraments bilieux, hypocondriaques,

éprouvent plus spécialement des troubles du
côté des organes digestifs.

Chez tous, les souffrances depuis longtemps
apaisées peuvent s'éveiller sourdement et prendre un caractère d'acuité.

Alors même que la stimulation a été mainte-
nue à un degré logique, il existe un moment
plus ou moins éloigné dans le cours du traitement, ou de la paresse physique, un sentiment
de courbature vague, de l'agitation, le dégoût
des eaux viennent à se produire.

En raison de la continuité et de l'intensité de
ces divers phénomènes, il y a lieu de suspendre
les eaux, d'en diminuer les quantités ou de les
couper; de se borner à ne les prendre qu'en
bains ou en boissons.

Le tempérament, les habitudes, les affections
en elles-mêmes et le mode de manifestation des
accidents, indiquent la meilleure méthode à
suivre.

On peut enfin avoir recours à des agents phar-
maceutiques simples et à un régime approprié,
comme dans les cas suivants :

Constipation. Elle survient d'habitude après
quelques jours de l'emploi des eaux, surtout de
celles qui sont le plus chargées d'acide carbo-

nique, ainsi des *Célestins* et de la *Grande-Grille*, ou qui contiennent du fer en dissolution, comme *Lardy* et *Mesdames*.

Cet accident se produit rarement à la source de l'*Hôpital*, elle est même réputée légèrement laxative.

Faites dissoudre dans votre premier verre du matin, cinq à huit grammes de sels de Sedlitz. — Diète légère, pruneaux cuits.

DIARRHÉE. — Moins fréquente, diminuer la quantité d'eau thermale en boissons.

Confitures de coings, une tasse d'eau de riz avant de se coucher.

SATURATION EN COURS DE SAISON. — Dans la première ou la seconde semaine, embarras du côté de la tête. pesanteur à l'estomac, empâtement du ventre, démangeaisons.

« Diminuer la quantité des eaux et la durée des bains, ou les suspendre. »

Ces phénomènes se produisent souvent d'une façon prématurée chez les personnes qui font abus de l'eau minérale en boissons.

Après vingt jours à un mois de son usage, indication de cesser le traitement.

SENSIBILITÉ EXAGÉRÉE DE L'ESTOMAC. — Se manifestant par un sentiment de chaleur vers cet

organe, et le rejet de l'eau ingérée, même en petite quantité.

« Coupez-la avec une quantité égale d'eau
douce, dont vous diminuerez progressivement la
proportion. »

ÉVEIL DES DOULEURS.— Cessez l'usage des eaux
minérales pendant quelques jours, *prenez un
grand bain émollient.*

Régime doux approprié.

Crises de dyspepsie flatulente généralisée ou inté-
ressant l'estomac et les intestins à la fois, se
présentant assez fréquemment.

Il peut arriver chez des malades atteints de
flatulence, que sous l'influence d'un excès d'eau
minérale et d'une trop grande précipitation à en
faire usage dès l'arrivée, ou que par des temps
chargés d'électricité, quand cette affection est
compliquée d'accidents gastralgiques, des gaz en
abondance viennent à se former dans le tube intestinal, et, ne se dégageant pas, amènent de l'op-
presssion, un malaise général, des coliques, quelquefois des vomissements difficiles à réprimer.

Dans ces différents cas, on usera avec sobriété
de limonades glacées, ou mieux de petits gla-

çons qu'on laissera fondre dans la bouche, et qui, sous une petite forme, désaltèreront le malade dont la soif est souvent ardente.

Des lavements laudanisés seront également employés avec avantage ; les laxatifs seront d'indication si la constipation se produit ; en même temps, on prescrira des carminatifs à doses minimes, infusions d'*anis*, de *menthe*, de *coriandre*, etc.

Si, dans le cours d'un traitement thermal, ces mêmes phénomènes se produisaient avec continuité, on prendrait le matin à jeun et dans le milieu de la journée, dix gouttes du mélange suivant, dans une cuillerée d'eau sucrée :

Ether nitreux, 2 grammes.

Teinture d'opium, 1 gramme.

En cas de phénomènes irritatifs prononcés, le traitement ne saurait être prévu Il devra être subordonné aux conditions spéciales dans lesquelles se trouvera le malade.

Attaques de goutte.

Elles se produisent assez souvent dans le cours d'une saison ; la sensibilité des articulations atteintes s'éveille tout au moins.

« Cesser immédiatement les bains, s'ils ont été prescrits, sans discontinuer le traitement interne toutefois ; on en diminuera un peu les doses seulement.

Repos du corps, calme de l'esprit, autant que possible, entretien de la chaleur autour de l'articulation malade et autres soins habituels. »

TROISIÈME PARTIE

—

PROMENADES HYGIÉNIQUES

AUX ALENTOURS

—

Les distractions et la promenade faisant partie de l'hygiène des eaux, nous indiquons brièvement les excursions les plus intéressantes à faire dans les localités voisines, soit aux lieux de plaisance mis par des spéculateurs à la disposition des baigneurs, soit à des châteaux dont les propriétaires tolèrent obligeamment la visite.

Allée des Dames.

Ainsi appelée par abréviation, pour ne pas dire de Mesdames *Adélaide* et *Victoire*, tantes de *Louis XVI*.

C'est une charmante promenade qui commence à *Vichy* et se termine à *Cusset*.

Elle forme le seul trait d'union qui existe et puisse exister jamais entre ces deux localités rivales.

Fermée comme une étroite alcove, entre deux rangées de peupliers trop rapprochés les uns des autres, elle suit exactement le cours du *Sichon*, petite rivière poissonneuse qui prend sa source dans les montagnes du *Forez* et se jette dans l'*Allier* à cent pas de Vichy.

Elle était très-fréquentée il y a quelques années encore, alors qu'elle avait un rideau de vieux arbres, mais plantés en 1815 ; aussi les deux communes riveraines, que fréquentent beaucoup de Russes et d'Anglais, pendant la saison des eaux, les ont-elles abattus par un sentiment de patriotisme et de dignité nationales.

Quelques mauvaises langues donnent bien à cette exécution une pensée égoïste d'intérêt local,

mais on est si médisant à *Vichy*..... et à *Cusset*
donc ! !

Quoi qu'il en soit, ces pauvres allées, veuves
de leur ombre, sont devenues désertes à peu
près, et le moulin de l'ancien couvent des *Céles-*
tins a beau faire entendre son bruit monotone,
des myriades de petits canards s'ébattent vainement dans le *Sichon*, en attendant leur pâture,
autrefois abondante, de mie de pain ; ils ne
voient plus venir que quelques pêcheurs endurcis
au métier et au soleil, des couples rares et ab-
sorbés qui promènent à l'écart leurs amours de
contrebande et des voitures soubresautant sur
la chaussée raboteuse.

Cusset, 3 kilomètres.

Cette petite ville assise au pied des montagnes
du *Forez*, est d'une antique origine.

Elle remonte à la fondation d'un couvent de
femmes par l'évêque de *Nevers*, au milieu du
huitième sièche, et fut érigée en place forte par
Louis XI, en 1480, afin de tenir en respect la
puissance menaçante des ducs de Bourgogne.
Une superbe filature de grivat forme aujourd'hui
le plus beau fleuron de sa couronne moderne.

De ses priviléges royaux , de son antique baillage et de ses droits absolus, il ne lui reste plus qu'un tribunal de première instance, où la justice se rend dans les formes habituelles, que *Vichy*, la future ville, convoite dans l'avenir et dont elle est fort jalouse en attendant.

Il faut entendre ces deux petites résidences se quereller.

C'est toujours Vichy qui commence.

« Vous êtes une vieille radoteuse et une duè-
« gne maussade, dit-elle à *Cusset* : l'heure de la
« déchéance aristocratique a sonné, madame la
« Duchesse ruinée, et vos grands airs ne sont
« plus de mode.

« Ayant perdu votre prestige seigneurial et
« toute autorité nobiliaire, vous faites la fière au-
« jourd'hui avec vos maisons historiques en bois
« vermoulu et les quelques franges de sculpture
« médiocre qui cintrent deux ou trois portails lé-
« zardés, avec votre fausse église romane dont la
« porte et le clocher seuls avaient un peu de style
« et que vous avez démolie et reconstruite à neuf
« pour vous donner de faux airs de jeunesse,
« comme une vieille coquette plâtrée.

« Quant à votre tribunal à grilles dorées, il
« ressemble tout au plus à une riche ménagerie,

« et les deux lions prétentieux qui surmontent
« les piliers écrasés de sa porte d'entrée, ont
« l'encolure majestueuse de deux médiocres
« chiens mal peignés.

« En ce qui concerne votre fameuse avenue de
« platanes que vous vantez à tout propos, nous
« n'avons rien à vous envier, ce me semble; nos
« trois parcs valent bien vos deux allées pou-
« dreuses et pelées.

« Vous avez des sources, il est vrai ; mais si
« elles sont plus riches que les nôtres elles sont
« moins abondantes, ce dont vous enragez, ne
« pouvant nous opposer qu'une rivalité bornée.

Cussset répond : « Il vous sied bien de parler
« de nos sources, auvergnate parvenue, il n'y a
« pas si longtemps que les vôtres nous apparte-
« naient, alors que vous étiez notre humble et
« indigne vassale.

« Et parce que nous vous avons affranchie
« pour un morceau de pain et que vos nouveaux
« maîtres, de petites gens de finance, vous ont
« spéculativement décrassée, parée, enjolivée,
« pour servir pendant quelques mois aux besoins
« et aux plaisirs des baigneurs, vous levez la
« tête avec orgueil et vous pavanez dans vos
« oripeaux d'emprunt, comme une lorette im-

« pudente sous des falbalas qui ne sont pas
« payés.

« Mais non-seulement vous n'êtes pas née,
« ma chère, mais encore vous ne vivez pas ou
« n'avez qu'une existence artificielle.

« Les baigneurs partis, vous ressemblez à une
« catacombe, à une nécropole, à une ville aban-
« donnée pour cause de peste, de choléra, de
« trichinose ou de toute autre calamité publique.

« Vos rues sont mortes, vos hôtels déserts,
« vous êtes réduite à votre véritable expression
« enfin, au vieux Vichy, au Vichy village, au
« Vichy boueux, baraque, vermoulu, fi ! la
« vilaine !!!

Qui pourrait supposer que tant d'aigreur
couve à la surface de nappes d'eau si alcalines ;
elles finiront par les rendre acides, les petites
malheureuses, et *Lapalisse* en rira de bon
cœur.

Lapalisse, 17 kilomètres.

Patrie d'un illustre sire de ce nom, mort de
maladie, et qui, un quart d'heure avant sa mort,
était encore en vie.

Ce phénomène étonnant se passait sous le ré-
gne de Louis XI.

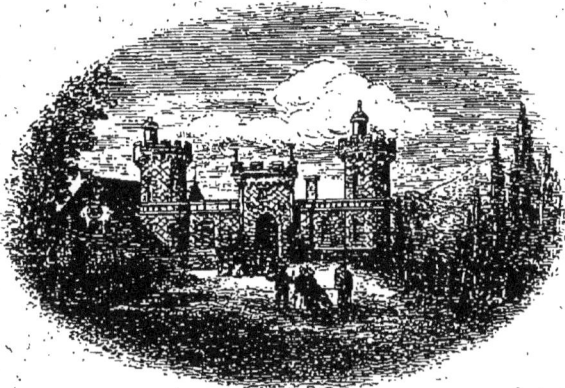

Château de Maulmont.

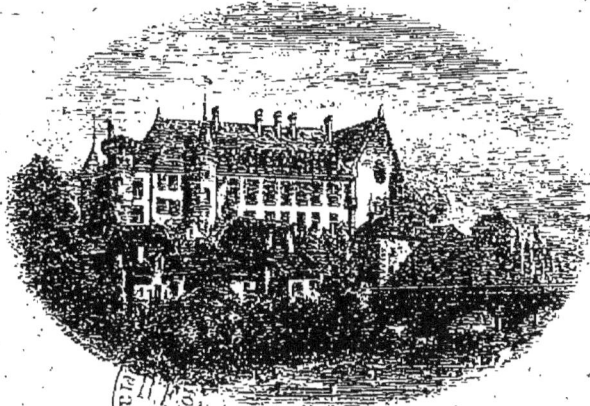

Château de Lapalice.

Cette petite ville qui n'a qu'une rue, ce dont elle enrage et ce que lui reprochent amèrement ses voisines belligérantes (dont l'une, Cusset, désire la remplacer comme chef-lieu d'arrondissement), romprait volontiers une lance avec ou sans merci, car elle se souvient qu'elle porte de gueules à cinq pals aiguisés d'argent et qu'elle a du sang de chevalier dans les veines; mais elle craint d'attirer l'attention de l'autorité et de perdre sa sous-préfecture.

Elle gonfle donc prudemment le dos contre les horions qui lui sont adressés, se fait petite et prend des apparences inoffensives, mais le diable n'y perd rien ; elle couve une haine implacable, une haine de petite ville qui n'a qu'une rue et attend sournoisement le temps des représailles.

Elle espère qu'il ne tardera pas à venir.

En attendant, elle occupe ses loisirs et son activité dévorante à la solution d'un problème qui intéresse l'humanité tout entière, à savoir : Si *Lapalisse* s'écrit d'un seul mot, ou *Palice*, précédé de l'article *la*.

Des deux opinions émises, l'une repose sur l'autorité de parchemins authentiques, l'autre invoque une fable transmise et consacrée par le temps.

La voici : Deux seigneurs des environs s'étant pris de querelle, à l'occasion d'une rivalité d'amour (il n'y en avait pas d'autres à cette époque glorieuse du blason, où l'on prenait pour devise *Ma dame et Dieu*), se donnèrent rendez-vous à l'endroit où la ville a été construite depuis.

Ils se battirent bel et bien, comme cela se passait autrefois, et l'un d'eux, voulant éviter un coup d'estoc ou de taille, la tradition ne s'explique pas à ce sujet, rompit maladroitement et se jeta dans une haie.

Son adversaire lui tendit galamment la main, comme il eut fait à une gente dame, le remit sur pied, et après l'échange de quelques paroles courtoises, la bataille recommença. Le résultat en est resté ignoré, mais l'incident a donné naissance à un proverbe. Vous le connaissez.

Quand on veut exprimer une reculade fâcheuse après une résolution prise ou après une entrée en matière quelconque, on dit en effet aujourd'hui : *mettre le.... dos dans la palisse.*

Les partisans de la tradition seraient donc dans le vrai ???

J'avoue malgré tout que cette explication ne me satisfait pas absolument.

Espérons que l'avenir nous fixera.

Casino, 3 kilomètres

C'est une maison ordinaire, précédée d'un *fac-simile* de parc et pourvue d'une salle de danse peu fréquentée, mais contenant des cabinets particuliers plus appréciés.

Elle est située sur un plateau d'où l'on découvre un immense panorama borné par les montagnes du Puy-de-Dôme.

Des jeux en assez grand nombre sont mis à la disposition des visiteurs, moyennant une faible rétribution.

Un jeune héros d'Italie préside à la toupie hollandaise et se plaint amèrement du gouvernement.

Il espérait le galon de caporal dont il a été indignement frustré; aussi, plein de dégoût pour le service militaire, a-t-il pris son congé, laissant la France se débrouiller comme elle le pourra.

En somme, on peut, étant bien accompagné, passer une journée agréable dans ce lieu de plaisance redouté des maris, racontent les traditions.

Elles en ont impudemment menti, car ils y

accompagnent leurs femmes; seulement, comme
les eaux de Vichy ont la propriété, dit-on, de
ressusciter les féeries de la lune de miel, les maris, un peu distraits d'habitude, prennent les
apparences galantes et empressées de gens en
bonne fortune.

Ce sont les vieux garçons. furieux de ne pas
être mariés et jaloux de voir des ménages heureux, qui sèment ces rumeurs calomnieuses.

La Montagne verte

N'est autre chose qu'une colline élevée qu'on
a gratifiée d'un nom ambitieux.

La route qui y conduit, n'a rien de bien sai-
sisissant par elle-même.

C'est un paysage calme et paisible. qui vous
rappelle tous les sites un peu accidentés de
France.

Une petite rivière que vous rencontrez en sortant de la ville et qui va se perdre dans une autre, des vignes, des champs, des fermes, un village assez malpropre, quelques maisonnettes
éparses.

Au bout de tout cela, une petite construction
sans cachet, qu'on a décorée du nom de kiosque.

Vous y arrivez tout essoufflé,par un sentier abrup-
te, regrettant presque votre temps et votre peine.

Mais détournez-vous et vous serez ébloui par
l'immensité des horizons, la variété et la gran-
deur des sites qui se dérouleront devant vous.

D'un coup d'œil vous embrassez les montagnes limitrophes de huit départements. Elles
circonscrivent un immense plateau semé de
gorges et de collines harmonieusement jetées et
distribuées.

C'est un des plus splendides panoramas que
vous puissiez voir.

Ce lieu de promenade convient aux convalescents et aux esprits rêveurs, par sa distance, son
exposition salubre, l'air pur et frais qu'on y respire, la douce monotonie de sa route et les aspects grandioses des sommets qui la couronnent.

Allez y le soir, avant le coucher du soleil ; à
8 heures les montagnes d'*Auvergne* et du *Forêt*
s'embrument, restreignent et gâtent le fond du
tableau.

Saint-Yorre, 8 kilomètres.

Petit village bâti sur la rive droite de l'Allier.
Nous ne l'indiquons ici que comme limite

d'une promenade hygiènique, et parce que sa route est semée de délicieux aspects.

Il possède, ainsi que nous l'avons dit plus haut, des sources riches et abondantes, dont la signification équivaut à celle des *Célestins* et d'*Hauterive*.

Il vous est facultatif de pousser votre excursion jusqu'à la *Maison Blanche*, distante de 14 kilomètres, et même jusqu'à *Chateldon*, qu'on croirait exhumé du moyen-âge pour la simplicité de ses habitations. Il possède un petit établissement thermal riche de cinq sources acidules, alcalines et ferrugineuses.

Mais vous pouvez, sans crainte d'amer regret, vous dispenser de visiter ce chef lieu de canton, aussi bien que son chef-lieu d'arrondissement, *Thiers*, vieille et hideuse petite ville en bois, à moins cependant que vous n'aimiez les ruines modernes et le bruit assourdissant de la ferraille remuée à grand orchestre.

Ardoisière, 5 kilomètres.

C'est une charmante promenade à faire dans l'après dîner et mieux dès le matin, après avoir pris son premier verre d'eau minérale, soit à sa source habituelle, soit en passant à *Cusset*, qui n'a rien à envier à *Vichy*, pour la richesse de ses thermes.

La route est des plus pittoresques à partir de la manufacture des Grivats que vous laissez sur votre droite.

Les accidents de terrains en amphithéâtres successifs qui la bordent de chaque côté, dans la plus grande partie de son étendue, leurs découpures brusques et déchiquetées, leurs sommets tour à tour pelés et verdoyans, les rochers basaltiques qui se dressent de toutes parts, vous mettent en souvenir des paysages volcaniques et vous inspirent la pensée que cette nature heurtée pourrait bien avoir cette origine.

Une petite rivière que vous connaissez déjà, le *Sichon*, vous tient fidèle compagnie.

Il est silencieux et modeste comme il convient à un petit cours d'eau, on pourrait même dire à un honnête et paisible ruisseau, si l'on ne craignait de froisser sa susceptibilité. Mais en arrivant à l'*Ardoisière*, il élève la voix et gronde comme un gros fleuve en se donnant de petits airs de *Niagara*.

C'est que vous vous êtes rendu au *Gourre*

saillant, ou à la *pierre encise* qui occupe le milieu de son lit.

Cet endroit, coquet et mystique à la fois, que malgré son indignité le soleil éclaire encore délicieusement, fut autrefois le séjour favori de vieilles fées méchantes et le théâtre d'un complot qui fait frémir la nature.

Depuis, le Sichon, vertueux et indigné, ne cesse de protester hautement pour repousser toute solidarité, des esprits inquiets ayant fait peser sur son compte des soupçons de complicité.

Or il s'agissait de rien moins que de découcher et d'inonder toute la contrée.

Mais votre cicérone vous racontera cette histoire lamentable en face des lieux qui en furent les témoins, ce qui vous rendra plus saisissante la noirceur de l'intention, et vous comprendrez que s'il existe de bonnes et aimables fées aujourd'hui, il s'en trouva de bien détestables autrefois.

Voici la passerelle qui mène à l'Ardoisière ; entrez, moyennant un franc de contribution, si vous désirez manger, *à bon marché,* une friture de truites et des écrevisses ; si vous êtes curieux de vous enfoncer sous des galeries sombres et

humides d'où l'on a longtemps extrait des ar-
doises, ce qui vous explique le nom d'*Ardoisière*,
ou que vous ayez l'envie de vous asseoir sur la
chaise qui a servi à Napoléon III.

Elle est exhibée avec fierté par une gardienne,
qui vous récite ou vous fait lire, à votre choix,
le discours qu'elle a prononcé à l'occasion de la
visite impériale, et cela sans le moindre accent
auvergnat, dit-elle.

Malgré cette assurance, lisez plutôt.

Maintenant gravissez le mont *Peyroux*, si vous
n'êtes ni goutteux ni asthmatique, et vous trouverez à son sommet les ruines d'un couvent de
Templiers.

Il ne reste guères d'à peu près intact aujour-
d'hui que des caves et une cheminée qui témoi-
gnent, par leurs dimensions immenses, du goût
dominant des bons Pères militants.

Ici, le point de vue est splendide. Il comprend
une vaste étendue des montagnes du *Forez* qui
s'escaladent et se déroulent sous mille aspects
pittoresques.

Vous serez également frappé par une déli-
cieuse vallée que vous dominez à quelques
centaines de mètres et qui, avec l'heureuse disposition de ses arbres, de ses prairies et de ses

8

cours d'eau, vous fera rêver d'une habitation assise dans ce milieu.

Vous voici sur votre départ; méfiez-vous d'un traquenard de nouvelle espèce, sous la forme d'une vieille femme qui vous offre *obligeamment* du lait de vache trait au pis d'une chèvre.

Recommandation hygiénique. N'oubliez pas d'emporter avec vous un châle ou tout autre vêtement chaud, fut-ce au mois d'août, surtout si vous entreprenez cette excursion le matin et le soir.

Fontaine intermittente et jaillissante , 1 kilomètre.

En sortant de Vichy par le pont jeté sur l'*Allier*, vous n'avez qu'à suivre la grande route sur laquelle il aboutit,et après dix minutes de marche vous arrivez à destination.

Par quel mystère une colonne d'eau minérale surgit-elle tous les trois quarts d'heure d'un puits artésien , comment obéit-elle dans son intermittence à une impulsion régulière, quelle est la nature de celle-ci? Voilà un triple problème inexpliqué jusqu'à ce jour.

Ce n'est pas que des théories, assez plausibles

quelquefois , n'aient été données en grand nombre, mais ce ne sont, en somme, que des suppositions gratuites basées sur l'analogie , avec des interprétations plus ou moins risquées.

Moi, je crois à la version d'une vieille commère de l'endroit.

L'enfer , dit-elle , n'est pas très-éloigné du cirque de Vichy ; les eaux thermales les plus chaudes en sont les plus rapprochées, et la source intermittente est le réservoir où viennent s'épancher les larmes des damnés.

Vous voyez qu'elle non plus n'explique pas scientifiquement le prodige en question,

Ce qu'il y a de certain, c'est que quelques minutes avant que le jet, qui atteint dix pieds d'élévation, ne se déclare, un bruit souterrain, accompagné d'émanations âcres et acides, se fait entendre sourdement, devient de plus en plus distinct, à mesure que la colonne de liquide se rapproche, et qu'après quelques autres minutes de cet avertissement lugubre , le phénomène se produit avec une puissance progressive d'ascension.

Il dure un temps égal à celui qu'il a mis à se manifester, et disparaît graduellement comme il s'est déclaré.

Revenez trois quarts d'heure après et vous serez témoin d'une scène absolument semblable, et ainsi de suite jusqu'à la fin des siècles, ce qui prouve bien, d'après la version de la bonne femme, que l'enfer est sans rémission et que les baigneurs boivent et absorbent de l'eau chauffée à son feu. Il ne faut donc pas être étonné si quelques sources du plateau ont une petite odeur de soufre.

Randan, 19 kilomètres.

Ce château, d'origine moderne, a été édifié sur les ruines d'un couvent de Bénédictins que les traditions honorent dans la personne d'un moine nommé *Julien*. Sa vie, racontée par *Grégoire* de *Tours*, rappelle la charité des premiers chrétiens.

Randan fut transformé en château féodal au XIe siècle, et après avoir appartenu aux *Polignac*, aux *Larochefoucauld* et aux *Choiseul-Praslin*, fut vendu à Madame Adélaïde d'Orléans, qui le fit abattre et presque complètement reconstruire en 1821.

Elle a laissé dans le pays, dont elle s'était fait

la Providence, des souvenirs encore féconds d'une
bienfaisance éclairée.

Je ne vous escorterai pas dans la visite que
vous allez en faire, mais vous trouverez, j'en suis
convaincu, qu'on respire une atmosphère honnête dans cette grande maison bourgeoise, et
vous la quitterez avec une sorte d'attendrisse-
ment.

Elle sera longue à parcourir, si vous tenez à
visiter les pavillons et le corps principal du logis,
contenant la chambre de Madame *Adélaïde*,
celle du roi et de la reine occupée par un seul
lit, et celles des princesses et de leurs frères, la
grande salle commune, la bibliothèque, les cabinets de travail, la chapelle, etc.

Je ne vous parle pas des six cuisines atte-
nantes qu'on vous exhibe avec une ostentation
prétentieuse, comme si leur nombre et leurs
dimensions pentagruélesques étaient un titre à
l'admiration.

J'avoue, pour ma part, que ce monde culi-
naire m'a plutôt attristé qu'ébloui.

Allez ensuite vous reposer sous les ombrages
du parc qui est splendide sous tous les rapports.

A 6 kilomètres de distance, avant d'arriver à
Randan , ou après l'avoir quitté, suivant la

route que vous aurez prise, vous trouverez dans
une charmante situation et au milieu des bois,
le château de *Maumont*, que la bonne tante
Adélaïde a fait construire pour ses neveux, sur
les ruines d'une commanderie de Templiers.

Il est de style moyen-âge ; rien n'y manque,
tourelles, donjon, créneaux, machicoulis, mais
de proportions si mignonnes et si coquettes,
qu'il vous rappelle ces panoplies d'étagères où
les armes formidables et meurtrières des
preux de la chevalerie sont reproduites en édition
mignonne.

Vous avez croqué beaucoup de nougats qui
en donnent une idée assez nette ; c'est joli.

Château d'Effiat, 20 kilomètres.

Il a été construit vers le milieu du XVIe siècle,
n'a rien de bien remarquable comme monument,
mais évoque un souvenir de la politique de Ri-
chelieu, le maréchal d'Effiat étant, comme chacun le sait, le père de *Cinq-Mars*.

Bourbon-Busset.

Celui-là est un souvenir féodal dans toute son
arrogante expression.

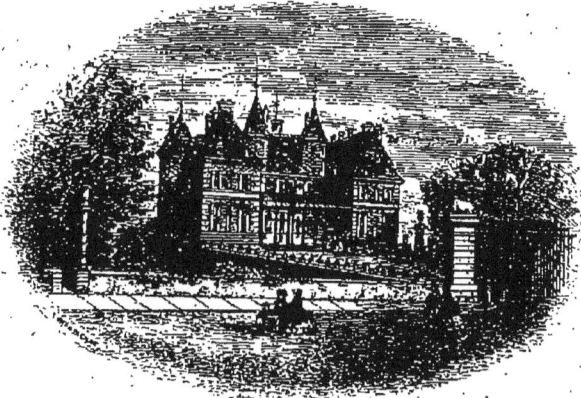
Château de Rondan

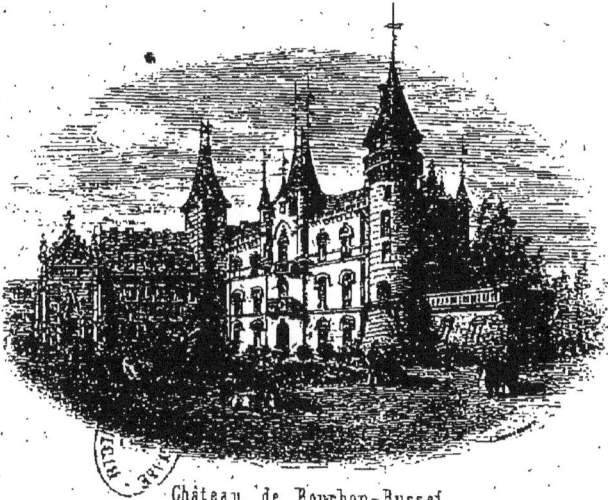
Château de Bourbon-Busset

Il rappelle bien la demeure de ces hauts et puissants seigneurs rivalisant d'autorité avec le comte de Paris et déclarant la guerre à leur suzerain, ayant droit de justice basse et haute sur leur territoire, prélevant des dîmes de toute sorte sur les vilains corvéables et sur les jolies vilaines, faisant enfin de leur bon plaisir la règle unique et la loi souveraine.

La tour de *Riom* qui flanque l'angle droit du corps principal semble encore menacer le petit village humblement tapi à ses pieds.

Elle date du XIIIe et du commencement du XIVe siècle, époques auxquelles elle appartenait à la maison batailleuse des ducs de Bourgogne, dont descendent par les femmes les propriétaires d'aujourd'hui, MM. Charles et Gaspard de *Bourbon-Busset*, qui se sont fait les protecteurs de plusieurs industries locales, jettent ainsi l'aisance dans le pays, et laissent visiter, avec une courtoisie parfaite, l'antique demeure de leurs ancêtres.

De la tour contre laquelle nous conservons un peu de rancune, ainsi que de la terrasse s'ouvrant sur un salon seigneurial, on jouit d'un admirable panorama embrassant *Saint-Yorre*,

*Maumont, Randan, le Puy-de-Dôme, le Mont d'Or,
la cathédrale de Clermont, etc.*

N'oubliez pas de faire cette excursion, c'est
l'une des plus remarquables des environs.

Château-Charmeil, 6 kilomètres.

Il se trouve situé sur la rive gauche de l'Allier,
au milieu d'un paysage calme et fertile.

Ici, pas d'aspects imprévus, de traditions lu-
gubres, de panorama pittoresque, d'horizon
accidenté, mais partout, sur un même plan, rarement interrompu par quelques coteaux modestes, des terres soigneusement cultivées, des
jardins en rapport, des bois touffus, une nature
honnête et productive.

En voyant ce château, que je ne demandai
pas à visiter par discrétion, quelques personnes
étant assises devant le perron, je me pris de sym-
pathie pour les maîtres de céans.

La pensée me vint qu'il ne pouvait être habité
que par de braves gens, simples et bons.

Saint-Germain-des-Fossés.

Petit bourg assez médiocrement situé et n'a-
yant rien de remarquable en lui-même, si ce

n'est une église romane dont le style et la conservation laissent encore beaucoup à désirer.

Et cependant ses paroissiens ne changeraient pas son contenu pour *Notre-Dame de Paris*, la *Madeleine* et la *Sainte-Chapelle* ensemble, avec leurs tours gigantesques , leurs colonnades , leurs flèches aiguës et ciselées à jour, avec leurs voûtes, leurs sculptures, leurs fresques, leurs peintures murales, leurs toiles de grands maîtres, leurs vases sacrés ornés de pierreries, leurs ornements pontificaux, leurs reliques et leurs illustres prédicateurs.

Cette église de village possède-t-elle donc un énorme morceau de la vraie croix ?

Non, elle n'est pas assez importante pour que Rome s'en dessaisisse à son profit ; et puis, en vérité, elle n'en a pas besoin pour attirer sur elle la protection du ciel.

La Vierge noire lui tient lieu de souvenir dans le passé, de splendeur dans le présent et d'égide tutélaire pour l'avenir.

Aussi, les habitants de la contrée qu'elle protége contre les sécheresses, les pluies torrentielles, les débordements de l'*Allier*, la grêle, les sauterelles, la gelée, les épidémies et les baigneurs, ont-ils soin de la parer des splendides ornements qu'elle préfère, à savoir : les céréales et les fleurs des champs.

Ils la promènent plusieurs fois l'année, et à ces époques de grande fête, elle ne refuse rien à ses adorateurs, car c'est bien de l'adoration qu'on a pour elle et vous allez convenir qu'elle est méritée, quoiqu'elle ne soit pas orthodoxe.

Aux filles qui lui font des neuvaines, elle trouve des maris doux, complaisants, attentifs, dévoués et *fidèles* (espèce perdue).

Aux hommes qui l'honorent, des femmes affables, prévenantes, spirituelles, jolies, aimables, patientes, laborieuses, économes, modestes et indulgentes, ce qui certes est encore moins miraculeux.

Je puis bien vous désigner les époques de ses grandes fêtes, ce sont les 1ᵉʳ et 2 juillet de chaque année, mais je ne saurais vous certifier qu'elle ait la faculté de répandre ses faveurs sur des étrangers à la localité.

Ce qui m'en ferait douter, c'est que *Saint-Germain* n'est encore qu'un petit bourg.

Vichy aussi en possède une et plus puissante encore ; car, à son pouvoir surnaturel, elle joint une science médicale, infaillible pour certaines affections morales qui échappent généralemcnt à la clairvoyance un peu matérielle de la faculté.

Lisez à ce sujet *un miracle à Vichy* , par Madame la comtesse L. DE CHABRILLAN.

Il est écrit avec une finesse analytique de touche et une science du cœur féminin, qu'on ne trouve que sous la plume délicate d'une femme.

Les Malavaux ou Val maudit.

C'est l'ancien théâtre des exécutious capitales et le siége plus ancien d'une commanderie de Templiers.

Pour y arriver, vous quittez *Cusset* à votre droite , et en suivant le petit ruisseau, dont les rives sont d'abord parsemées de sites déli- cieux, vous entrez bientôt dans une gorge dé- solée.

De chaque côté, des mamelons arides et nus qui rappellent les cîmes pelées des volcans; des roches grises et aiguës qui en percent la croûte comme des ossements dans un cimetière fraîche- ment remué, vous inspirent des pensées lugu- bres en harmonie avec le paysage.

Une charmante femme qui faisait celte ascension avec moi, troisième de sa compagnie, me disait, toute frissonnante, *qu'elle avait peur*, et réellement ce site est susceptible de produire cette impression.

Après avoir traversé deux fois le lit du petit ruisseau qui vous promettait si fallacieusement des jardins enchantés, vous débouchez au détour d'un gros morne, au milieu d'une sorte de cahos d'aspect effrayant. Vous êtes rendu.

Evidemment, il a dû se commettre des crimes affreux, à couvert de ces monceaux de roches éparses se dressant comme des fantômes, ou groupées, amoncelées, formant mille configurations bizarres, se coudoyant et s'escaladant tumultueusement.

Voici en effet ce que raconte un vieux document écrit dans la langue de Montaigne :

Une vingtaine de templiers habitaient autrefois ces lieux.

Ils y vivaient de charités et aussi de rapines.

Comme ils étaient forts, parce qu'ils étaient osés et que la nature humaine est lâche en général, ou ne leur refusait guère ce qu'ils exigeaient avec menaces. Les uns leur faisaient donc hommage forcé de vivres, les autres de vin, ceux-ci de vêtements, etc.

Mais cela ne leur suffisait pas toujours ; et, quoiqu'ils fussent tous vieux, (peut-être était-ce pour ce motif) ils demandaient vainement aux femmes, des œuvres d'une autre sorte de charité.

Ils avaient alors recours à la ruse, et plusieurs jeunes filles amenées sous divers prétextes dans la commanderie, avaient disparu sans qu'on les revit jamais.

Un jour qu'un paysan s'était attardé dans l'église des bons Pères, il entendit des sanglots étouffés par la distance et provenant d'un endroit souterrain.

Il s'empressa d'en avertir quelques Seigneurs des environs, qui, sous le prétexte de faire un cadeau à ces dignes religieux, leur expédièrent une grande cuve remplie d'hommes armés, en guise de bon vin.

La porte des Templiers s'ouvrit toute grande devant cette aubaine.

Vous devinez le reste ; ils furent tous occis sans miséricorde, leur commanderie fut démolie, et l'on trouva dans une profonde oubliette de nombreux ossements humains appartenant au sexe féminin, d'après l'attestation d'un médecin de l'endroit.

9

Ainsi s'expliqua, ce qui n'avait été jusqu'alors qu'un soupçon, la disparition de tant de jeunes filles et des plus jolies des environs.

Après avoir assouvi leur brutale ardeur, ils détruisaient la preuve vivante de leurs crimes.

Il ne reste plus aujourd'hui que quelques vestiges de ce nid de vautours, ravagé par la juste colère de l'homme ainsi que par le temps, ce calme et inexorable destructeur.

Si vous ne voulez pas faire une ascension pénible, pour voir la bouche béante de cette affreuse oubliette qui a englouti et dévoré tant d'innocentes victimes, suivez un petit chemin ombreux qui longe un cours d'eau et contourne la base du *Maudit*.

Il forme une charmante opposition qui repose le cœur et les yeux. C'est l'âme et la poésie du lieu.

Moyens de transport. Chars à ânes et voitures.

Les chars sont de petits véhicules à deux roues, trainés par des ânes dociles, relativement du moins, car il est dans leur nature d'être têtus et rétifs.

Il est bien vrai qu'une obéissance passive et continue de leur part, serait un acte de générosité outrée, alors que nous les prenons constamment pour types de l'obstination et comme terme de comparaison de la bêtise et de l'ignorance humaines.

Les susdits chars auxquels ils sont attelés, ne sont pas des mieux suspendus, mais on n'a guère le droit d'être exigeant ils ne coutent *qu'nn franc l'heure.*

Après ça, ils n'offrent pas en somme plus de danger que de grandes voitures ; car, s'ils versent plus souvent, on tombe de moins haut et l'on ne court les chances de se casser qu'un peu le col, ce qui établit une sorte de compensation.

Les ânes de selle sont ornés de rubans et de queues de renard. Ils sont accompagnés par une vieille femme, ou par un enfant, armés d'une houssine qui prend quelquefois les proportions d'un bâton et dont ils abusent par trop, à leur détriment, comme s'ils étaient hors la loi... Grammont.

Ce sont bien, pendant la saison des eaux, les bêtes les plus tourmentées de la création.

Elles font peine à voir avec leur expression

dolente, leurs oreilles affaissées et leur queue rentrée entre les jambes en signe de grande détresse.

Il y en a d'à peine sorties de la première jeunesse, qui en ont encore la physionomie mutine et les allures indécises, sur lesquelles, moyennant *deux francs* par jour, de gros hommes barbus, faisant les écuyers cavalcadours, se pavanent gauchement et sans pitié.

Ça vous agace, vrai! et l'on se pose malgré soi des questions impertinentes.

A l'endroit des ânes?... Eh non !

Accessoires de la Troisième Partie.

—

DIVERS RENSEIGNEMENTS

UTILES AUX BAIGNEURS

—

Service des bains et des douches des établissements de la Compagnie fermière. *(Documents pris sur les notices officielles).*

La durée des bains est d'une heure quinze minutes, y compris le temps nécessaire pour la toilette. Au-delà d'une heure quinze minutes, le bain est payé double.

HEURES DES BAINS.

1re série 3 h. 30 m. matin	7e série 11	15 m. matin
2e — 4 45 —	8e — 1 15	soir.
3e — 6 15 —	9e — 2 30	—
4e — 7 30 —	10e — 3 45	—
5e — 8 45 —	11e — 5 »	—
6e — 10 » —		

Les séries 1, 2, 10 et 11 sont ouvertes au fur et à mesure des besoins du service.

PRIX DIVERS DES BAINS ET DOUCHES.

Etablissement de première classe.

Bains minéraux. . . . . 3 »
Bains minéraux avec douches en baignoires . . 3 75
Bains d'eau douce 1 50
Grandes douches à percussion . . . . 3 »
Douches ascendantes. . . . . » 75
Douches vaginales . . . . » 50
Bain minéral de siége . . . . 1 »
Bains composés . . . . 3 »
Bains ou douches de vapeur . . . . 3 »
Bains de gaz acide carbonique . . . . 1 »
Inhalation de gaz acide carbonique, la séance. » 50

Etablissement de deuxième classe.

Bains minéraux . . . . 2 »
Bains d'eau douce . . . . 1 »

Bains avec douches en baignoires 2 75
Douches ordinaires à percussion. . . . . 2 »
Douches ascendantes sans linge . . . . » 40
Douches vaginales . . . . » 40
Bain de siége. . . . . » 95

Etablissement de troisième classe.

Bains minéraux. . . . . » 60
Douches ordinaires. . . . . » 60
Douches ascendantes . . . . » 25

Service de la source de l'hôpital.

Bains de piscine . . . . 2 »
Bains de Barèges sulfureux et autres. . . . . . 3 »
Bains minéraux, douches ordinaires, ascendantes,
   vaginales, aux mêmes prix que dans les autres établissements.

TARIF DU LINGE SUPPLÉMENTAIRE.

Fond de bain. . . . . » 20
Peignoir . . . . » 15
Serviette . . . . » 10
Robe de chambre. . . . . » 20

BAINS D'EAU DOUCE, BAINS A DOMICILE, PORTEURS.

Le public trouve dans les divers établissements des
   bains d'eau douce aux prix suivants :
Etablissement de première classe 1 50

Bains de la source de l'Hôpital 1 50

Etablissement de deuxième classe . . . . 1 »

Bains minéraux à domicile, linge compris . . . 3 »

Bains d'eau douce à domicile, linge compris. . 2 »

Transport d'un malade aux établissements (aller

et retour) 1 25

Service des bains de l'établissement de la source de Lardy.

Un bain ou une douche comprend un peignoir et deux serviettes.

PRIX DES BAINS ET DES DOUCHES.

Bain d'eau minérale, 2 francs. — Bain d'eau douce, 1 franc 25. — Douche avec bain, 2 francs 75. — Douche à percussion, 2 francs.

Chaque baigneur aura la faculté de prendre un supplément de linge au prix du tarif, savoir :

Un fond de bain, 20 c.; un peignoir, 15 c.; une serviette, 10 c.

Plus, son pour bain d'eau douce, 25 c., et amidon, 40 c.

HEURES DES BAINS ET DOUCHES.

Eau minérale.

1re série 5 h. » m. matin	5e série 1 h. » m. soir
2e — 6 15 —	6e — 2 15 —
3e — 7 30 —	7e — 3 30 —
4e — 8 45 —	8e — 4 45 —

Les bains d'eau douce seront servis au fur et à mesure des demandes.

Le service des douches se fait immédiatement après l'entrée de chaque série de bains.

Service des bains de Cusset.

Voitures gratuites pour aller et retour en faveur des baigneurs de l'établissement qui sont logés à Vichy.

HEURES DE DÉPART.

De Vichy	*De Cusset.*
Le matin. 4 heures 30 m.	Le matin, 4 heures » m.
— 5 — 40	— 5 — »
— 6 — 50	— 6 — 10
— 8 — »	— 7 — 20
— 9 — 10	— 8 — 50
— 10 — 10	— 9 — 50
Le soir, midi 50	— 10 — 50
— 1 — 50	Le soir, midi »
— 3 — »	— 1 — 10
— 4 — 10	— 2 — 20
— 5 — 10	— 3 — 30
— 8 — »	— 4 — 40
	— 6 — 50

Le bureau, qui est le point général de départ, est situé chez M. GATOT, rue Lucas, en face de la Grande-Grille.

Bains et douches de cinq heures du matin à hui heures du soir.

Une seule classe de bains confortables à 1 fr. 50.

Etablissement hydrothérapique de Vichy, dirigé par M. le dr JARDET.

Art. 1. L'administration des douches commence à sept heures du matin et à trois heures du soir, et même plus tôt si le nombre l'exige.

Art. 2. La salle des bains est toujours fermée à neuf heures du matin et à cinq heures du soir.

Art. 3. Les malades occupent les cabinets d'après leur ordre d'arrivée.

PRIX DES DOUCHES.

Le traitement complet se compose de deux séances par jour, une le matin et l'autre le soir Le demi-traitement ne se compose que d'une seule séance.

Le traitement complet est de 30 fr par semaine, service et linge compris.

Le demi-traitement est de 20 fr. Les opérations et les soins donnés à domicile se paient à part.

Le prix du traitement est payable d'avance ; toute semaine commencée est acquise à l'établissement.

Il n'est point tenu compte des séances hydrothérapiques manquées par les malades, quelle qu'en soit la cause.

Les malades soumis à la sudation paieront 20 fr. en sus pour toute la durée du traitement.

DERNIERS AVIS AUX BUVEURS D'EAU

sous forme de conseils à la compagnie fermière.

—

Un guide complet et honnête aux sources de Vichy, ne doit pas seulement contenir des conseils utiles au point de vue médical, ni se restreindre à des indications accessoires sur les distractions de la localité, qui, on le sait, font partie du traitement.

Il doit aussi se préoccuper du bien-être et des intérêts matériels du baigneur, le prémunir contre des habitudes locales officieuses ou officielles tendant à frapper sur sa bourse des contributions, quelquefois exagérées ; je le dis à regret, mais c'est la vérité et je la dois.

Si donc, après une flânerie plus ou moins

longue, toujours indiquée dans une mesure relative, pour venir en aide à l'action des eaux, il
vous prend envie d'aller vous asseoir dans le
parc pendant qu'il y a musique *gratuite*, sou-
venez-vous qu'il faut, autant de fois que vous
prendrez un siége, déposer une offrande de
25 centimes entre les mains d'agents affectés à
ce soin.

Ce n'est, après tout, que l'obole du Juif-Er-
rant, mais toutes les poches n'ont pas la faculté
reproductrice de la sienne.

Vous avez cependant une ressource, celle de
vous abonner à raison de 5 francs par mois et
par personne, ce qui vous donne le droit de
vous asseoir en tout temps, dans le parc.

C'est donc une économie réelle, et je vous la
conseille, si vous êtes d'humeur tolérante ; autrement, donnez vos cinq sous, pour ne pas
entendre vingt fois par jour glapir à vos oreilles :
Monsieur, êtes-vous abonné ?

Cela devient, à la longue, une véritable scie
d'atelier qui vous acidifie les eaux sur l'estomac
et suggère aux plus patients une envie effrénée
de tirer des oreilles de polissons.

Et vous, Madame, prenez garde, vous appuyez
le petit bout de votre pied sur le barreau d'une

chaise voisine de la vôtre, cela par pure distrac-
tion, ou parce que vous aimez à montrer une
charmante miniature (ce dont je suis bien éloigné de vous faire un crime), mais ce sera deux
ou cinq sous de plus qu'on viendra vous récla-
mer, suivant qu'il y aura ou qu'il n'y aura pas
musique dans le parc.

Et dites à votre mari de ne pas trop se fâcher
contre cette exigence grossière des agents subalternes, ils ne font qu'exécuter des ordres stricts ;
car, vous le savez ou le saurez bientôt, les égards
et les concessions polies ne sont pas portés sur
le cahier des charges de l'administration locale.

Oh ! mais l'histoire des chaises n'est pas finie.

Etes-vous surprise par un grain, vous retirez-
vous sous les promenoirs du vieux casino, et,
fatiguée d'attendre la fin de l'averse, vous as-
seyez-vous, c'est deux sous.

Vous n'aurez même plus la possibilité de
vous réfugier dans la galerie faisant face au
parc ; elle est tout entière occupée par une librai-
rie. Son côté gauche était encore libre l'an passé,
et des porches sans fermeture en laissaient toujours l'accès libre, ils sont pourvus de portes et
de grilles aujourd'hui. Espérons qu'on les laissera ouvertes pendant toute la soirée, autrement

où se réfugieront les baigneurs qui ne logent
pas sur le parc, lorsqu'un orage se résoudra
brusquement en pluie, ce qui se présente souvent dans notre cirque cerné de montagnes.

La conclusion de tout ceci, c'est qu'il faut
toujours avoir des gros sous plein les poches à
Vichy; la moralité en est que les chaises coûtent
très-cher dans le département de l'Allier, et que
la Société des eaux est bien généreuse de fournir
gratuitement une excellente musique aux promeneurs du parc.

Casino nouveau. La Société, dans sa munifi-
cence, a dépensé 1,200,000 francs, dit-elle, pour
son édification.

Quel qu'en soit le prix, il faut lui rendre cette
justice, elle a comblé là une grande lacune, et
avec une somptuosité des plus élégantes.

Les salles de théâtre, de concert, de lecture,
celles de billard et des jeux sont en effet remar-
quablement belles.

Il est vrai que, pour lui venir en aide, la
Société a obtenu une légère augmentation de
1 franc et de 75 centimes pour les bains de première et de seconde classe, et qu'elle en donne
environ 1,800 par jour, en moyenne, ce qui fait
une assez jolie somme à la fin de la saison.

Il est vrai qu'elle a, par la même occasion,
augmenté le prix de l'abonnement mensuel,
créé cette année un abonnement nouveau pour
la saison entière ; qu'elle s'est réservée une représentation extraordinaire par semaine, et que,
dans le fort de la saison, les abonnés sont souvent dans l'impossibilité d'avoir des places, à
moins cependant de donner 1 franc de supplément par représentation.

Il est vrai encore que l'abonnement ne donne
nul droit d'entrée aux soirées, aux bals, etc.,
rigueur qui ne se rencontre dans aucune autre
station thermale.

En somme, l'érection du nouveau casino, je
le vois maintenant, n'a pas été aussi ruineuse
pour les fermiers que je le supposais d'abord, et
c'est, en résultat, vous et moi qui en payons les
frais.

Sels et pastilles. Voici une question délicate.
Je veux bien me dispenser de la vider à fond,
mais je ne puis m'empêcher de dire et même
d'affirmer, dans l'intérêt des trop crédules con-
sommateurs, que les sels et les pastilles qui se
vendent dans les magasins et les pharmacies de
la ville, valent tout autant, quoique moins chers,
que les produits contrôlés de l'établissement.

Je voudrais pourtant terminer cet article, qui a le grand défaut d'être vrai, par quelque parole bienveillante à l'endroit de la Société.

J'aime à croire que ses membres anonymes ignorent les petits détails mesquins et froissants d'une administration très-envieuse, trop envieuse de leur plaire, en fournissant de gros dividendes.

Ainsi, tenez, pourquoi avoir cessé, entr'autres mesures spéculatives nouvelles, de mettre sur l'affiche du théâtre la distribution des rôles et le nom des artistes qui les remplissent ; c'est évidemment pour contraindre les baigneurs à acheter le programme, dont le prix a été doublé.

Eh bien ! c'est un calcul chétif qui gêne et froisse. On n'aime pas à se voir ainsi exploité sans en recueillir le moindre agrément comme compensation, et à plus forte raison au détriment de facilités habituelles ; cela indispose, cela irrite à la longue et laisse une impression fâcheuse, préjudiciable à Vichy.

Ayez au moins des prétextes plausibles, si vous avez la manie des grapillements.

Bah ! vous touchez neuf pour cent de dividende, Vichy est en voie de progrès réel, ses eaux sont de plus en plus, et à juste titre, esti-

mées, contentez-vous donc du présent qui est
bon, d'un avenir qui deviendra forcément meilleur, et n'agacez pas le baigneur, qui pourrait
bien user d'eaux succédanées, car il y en a, ne
vous déplaise. Faut-il les nommer ?

Et pour dernière observation, mettez un bâil-
lon à tous vos insectes officiels, qui dès cinq
heures du matin remplissent désagréablement
le parc et les rues de leurs bourdonnements
aigres et monotones.

Que diable ! ils ont une boîte à vos armes,
quelques-uns portent même une enseigne brodée
sur leur blouse, ils marchent les mains pleines
de leurs marchandises, ils sollicitent le buveur
de l'œil et du geste et sans la moindre concurrence, vu que *vous leur accordez le privilége
exclusif* de vendre sur le parc ; n'est-ce donc pas
assez, et pensez-vous que s'ils parlaient, au lieu
de hurler comme ils le font, ce ne serait pas une
réclame suffisante pour vos listes, vos journaux
et vos programmes ?

Il y a une chose qu'une administration comme
celle des eaux de Vichy devrait comprendre,
c'est que les baigneurs ne quittent pas leurs
pénates et leurs intérêts, uniquement pour lui

être agréable, mais bien un peu pour se soigner, se distraire et s'amuser.

Aussi bien, même au point de vue spéculatif le plus avide et le plus égoïste, la direction devrait chercher à leur complaire, à éloigner d'eux toute espèce de tracas inutile, d'assujétissement désagréable.

Elle devrait, en un mot, leur faire la vie douce, facile, commode, et ce serait non-seulement conciliable, mais conséquent avec les intérêts des actionnaires (1).

(1) Imprimé dans le *Nouvelliste*, numéro du 14 juin 1866, sous le titre : *Extrait d'un Guide qui paraîtra prochainement.*

TARIF DES VOITURES

(Extrait de l'arrêté préfectoral)

Art. 14.— Les cochers qui stationnent sur la place devront marcher à toute réquisition, quel que soit le rang que leurs voitures occupent sur la station.

(Ils ne marcheront pas toujours s'ils ont plus de profit à faire une autre course que celle que vous leur proposerez ; ils se diront retenus alors ; aussi, avant tout, demandez-leur s'ils le sont et n'indiquez qu'après le but de votre promenade).

Art. 16.— Les prix à payer sont fixés ainsi qu'il suit pour la commune de Vichy :

Voitures à un cheval.

1 fr. 25 la course.— 2 fr. 25 l'heure.

De minuit à six heures du matin, les prix fixés ci-dessus sont augmentés de moitié.

Pour les points situés dans un rayon de treize kilomètres de Vichy, tels que l'Ardoisière, le Casino du Belvédère, la Montagne-Verte, Charmeil, les Malavaux, Hauterive, Saint-Amand et Saint-Germain-des-Fossés, les prix sont les suivants :

Voitures à un cheval.

3 fr. la première heure et 2 fr. les heures suivantes.
— 18 fr. la journée.— 9 fr. la demi-journée.

Voitures à deux chevaux.

4 fr. la première heure et 3 fr. les heures suivantes.
— 25 fr. la journée.— 12 fr 50 la demi-journée.

Art. 17.— Le prix de la première heure sera toujours dû intégralement, lors même que le cocher n'aura pas été employé pendant une heure entière.

Art. 19. — Dans un rayon de treize à vingt-cinq kilomètres, tels que Randan, en passant par Maulmont, Effiat, Châteldon, Busset.

Art. 20.— Pour les excursions hors de la commune de Vichy, il sera tenu compte au cocher d'une heure de repos, si la distance parcourue à partir du point de départ à celui d'arrivée atteint douze kilomètres, et deux heures si elle atteint seize kilomètres. Le prix de ce temps de repos est payé par le voyageur.

Art. 21. — La journée est fixée à douze heures, y

compris deux heures de repos, la demi-journée à six heures, y compris une heure de repos ; si le temps de la demi-journée est dépassé et n'atteint pas neuf heures, auquel cas la journée entière serait due, chaque heure sera payée aux prix déterminés aux art. 16 et 19.

Art. 19.— Il est enjoint aux cochers de demander aux voyageurs s'ils entendent être conduits à l'heure, à la course, à la journée ou à la demi-journée.

Art 20.— Si un cocher pris pour aller prendre à domicile ou dans un lieu public, est renvoyé sans être employé, le prix est d'une course dans Vichy.

Art. 21. — Lorsqu'un cocher aura été pris pour aller charger à domicile et marcher à l'heure, le prix de l'heure lui sera dû à partir de son arrivée à la porte des voyageurs. Si le cocher pris à la course est obligé d'attendre le voyageur plus de dix minutes, il sera censé avoir été retenu à l'heure.

Art. 26.— Lorsque le voyageur, sorti de la commune de Vichy, renverra la voiture après être arrivé à sa destination, le retour sera payé à raison du temps mis pour se rendre du point de départ à celui d'arrivée où la voiture aura été quittée.

EAUX MINÉRALES DE VICHY

ET DU BASSIN THERMAL

PROPRIÉTÉ DE L'ÉTAT

FERME

Grande-Grille, Célestins, Hôpital, Hauterive.

Prix : 30 francs la caisse de cinquante bouteilles prises à Vichy (Allier).

Pour l'extérieur, le port en sus.

Pour les demandes, s'adresser au directeur de la Compagnie fermière ou de l'Etablissement thermal de Vichy, 22, boulevard Montmartre, à Paris ; à Vichy, ou dans les succursales.

PROPRIÉTÉS PARTICULIÈRES

Source de Saint-Yorre

Prix : 20 francs la caisse de cinquante bouteilles.

Le transport en sus.

S'adresser à M. Larbaud, pharmacien à Vichy (Allier).

Source Lardy.

Prix : 30 francs la caisse de cinquante bouteilles.
Transport en sus.
S'adresser à M. Lardy, à Vichy (Allier).

Sources de Cusset.

Prix : 25 francs la caisse de cinquante bouteilles.
S'adresser au directeur de l'Etablissement thermal,
à Cusset (Allier).

En ce qui concerne les pastilles digestives, les
divers sucres d'orge, alcalins ou non, FAMEUX,
INCOMPARABLES, SANS PAREILS, que chaque établissement et que tout marchand se vantent
d'avoir plus ou moins inventés, en invoquant à
l'appui de cette prétention, des brevets S. G. D. G.
et autres garanties *ejusdem farinæ*, vous pouvez,
sans crainte de vous tromper, les prendre indifféremment partout, ils se valent.

Quant aux *sels pour bains*, le premier pharmacien venu, de n'importe quelle localité, vous
en vendra d'aussi bons et à meilleur marché
peut-être ; je vous l'ai déjà dit et me plais à le
répéter pour votre gouverne.

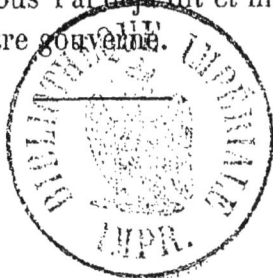

10

TABLE DES MATIÈRES

—

— 172 —

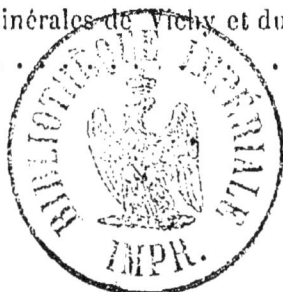

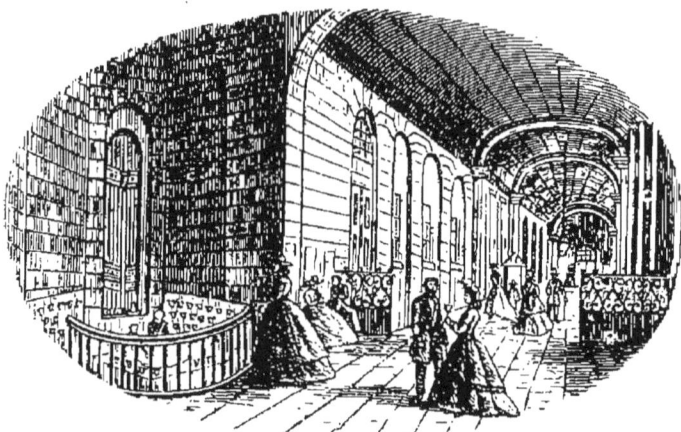